主编

邹　勇
宋西成
周喜强
李成修
王　利

烟台毓璜顶医院
中医药文化

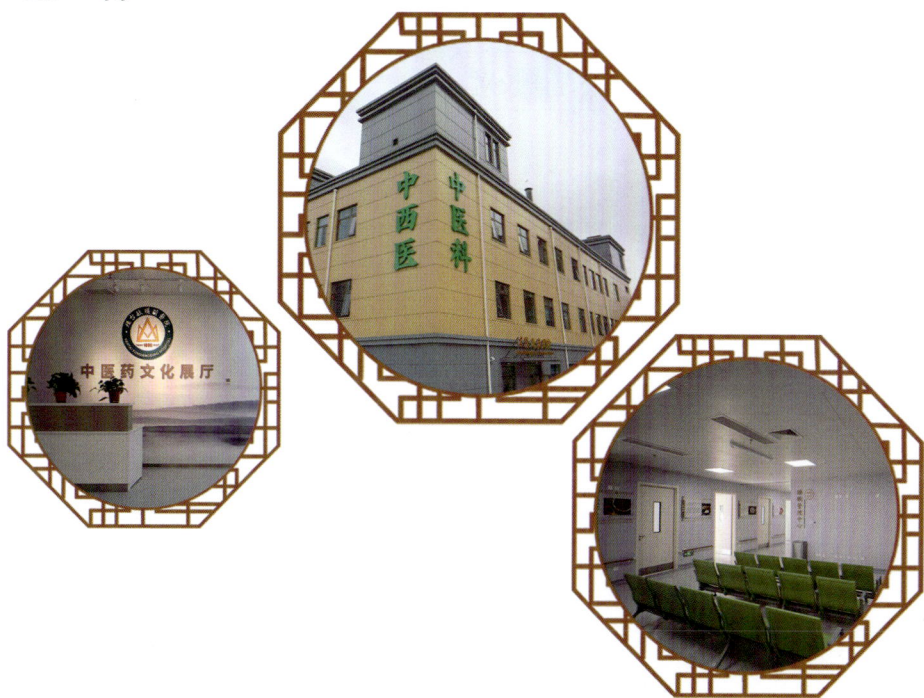

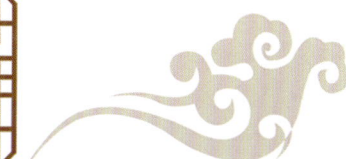

科学技术文献出版社
SCIENTIFIC AND TECHNICAL DOCUMENTATION PRESS

·北京·

图书在版编目（CIP）数据

烟台毓璜顶医院中医药文化 / 邹勇等主编 . -- 北京：
科学技术文献出版社，2025. 7. -- ISBN 978-7-5235
-2538-8

Ⅰ. R199.2；R-092

中国国家版本馆 CIP 数据核字第 2025H8C603 号

烟台毓璜顶医院中医药文化

策划编辑：张雪峰　　　责任编辑：张雪峰　　　责任校对：彭　玉　　　责任出版：张志平

出　版　者	科学技术文献出版社
地　　　址	北京市复兴路15号　邮编 100038
编　务　部	（010）58882938，58882087（传真）
发　行　部	（010）58882868，58882870（传真）
邮　购　部	（010）58882873
官 方 网 址	www.stdp.com.cn
发　行　者	科学技术文献出版社发行　全国各地新华书店经销
印　刷　者	北京地大彩印有限公司
版　　　次	2025 年 7 月第 1 版　2025 年 7 月第 1 次印刷
开　　　本	889×1194　1/16
字　　　数	122千
印　　　张	6.5
书　　　号	ISBN 978-7-5235-2538-8
定　　　价	78.00元

编委会

主　编

邹　勇　　宋西成　　周喜强　　李成修　　王　利

副主编

孙成铭　　孙　萍　　裴静芳　　初永丽　　黄焕峰　　于守丽　　殷少华　　姜鹏飞　　王　林　　高　兴
吕世福　　刘松峰　　丁江涛　　王少坤　　马新衡　　丛佳林　　邵　丽　　井霖源　　李光磊　　孙艺铸
崔荣昌　　严　波　　王丽丽　　徐培国　　解继全　　刘　辉　　苗宗玉

编　委（按姓氏笔画排列）

丁江涛　　丁晓瑜　　于守丽　　马先莹　　马智刚　　马新衡　　王　利　　王　林　　王　婧　　王　璇
王少坤　　王丽丽　　王学文　　王建峰　　王晓东　　井霖源　　丛佳林　　吕　鹏　　吕世福　　刘　辉
刘　磊　　刘丛洋　　刘亚斌　　刘松峰　　闫　赟　　安　杰　　孙　萍　　孙艺铸　　孙成铭　　严　波
杜　宏　　杜安业　　李　倩　　李　锋　　李　磊　　李成修　　李光磊　　李凌峰　　李添祎　　杨永鹏
邹　勇　　宋西成　　宋至诚　　初永丽　　张艳宁　　张海蓉　　张婧婧　　邵　丽　　苗宗玉　　周素荣
周喜强　　郑　一　　赵　璇　　赵文斌　　胡常青　　姜鹏飞　　姜翠红　　宫　鑫　　宫晓黎　　姚美丽
袁　源　　顾友谊　　柴远民　　徐彤彤　　徐明月　　徐培国　　徐琦深　　殷少华　　高　兴　　高玉红
高志勇　　黄焕峰　　崔方荣　　崔荣昌　　隋言衡　　彭子真　　解继全　　裴静芳

掩卷拂首，眼前飘过篇篇画卷。近代中医药事业从无到有、从大到强，经历了两个伟大时代。一个是中华人民共和国成立以后，开国领袖毛泽东大力发展中医药事业，中医药文化传承犹如星火燎原，在广袤的神州大地焕发生机；另一个是新时代新征程，习近平总书记高瞻远瞩，大力弘扬中医药事业，中医药文化进入前所未有的伟大变革时期。

回顾烟台毓璜顶医院百年历史、中医药七十余载之文化，毓医中医人牢记伟人谆谆教诲，一步一个脚印，不断书写着烟台中医药文化传奇，持续创造一个又一个不凡的业绩！《烟台毓璜顶医院中医药文化》的出版，既是历史的必然，更是时代的使然！

感恩时代，感恩领袖！

感谢每一位为医院付出的中医人！感谢院领导及各部门、各科室领导、同事们对中医中西医结合科的帮助和支持！由于我们水平所限和资料收集困难，不能尽展医院中医药文化发展全貌，书中诸多不足，敬请读者批评指正！书中的阴阳图是由登封市中等专业学校曹书敏先生绘制，《诗经》载道地药材是由烟台芒果果画室林红燃、张晓彤两位老师绘制，五禽戏、八段锦插图由北京泽芝堂黄巍先生绘制，十二经络及任脉、督脉等图选自明代杨继洲《针灸大成》（鉴于时代局限性，部分腧穴定位与现代标准定位存在出入）。感谢科学技术文献出版社有限公司对《烟台毓璜顶医院中医药文化》出版工作的大力支持！

邹 勇

目 录

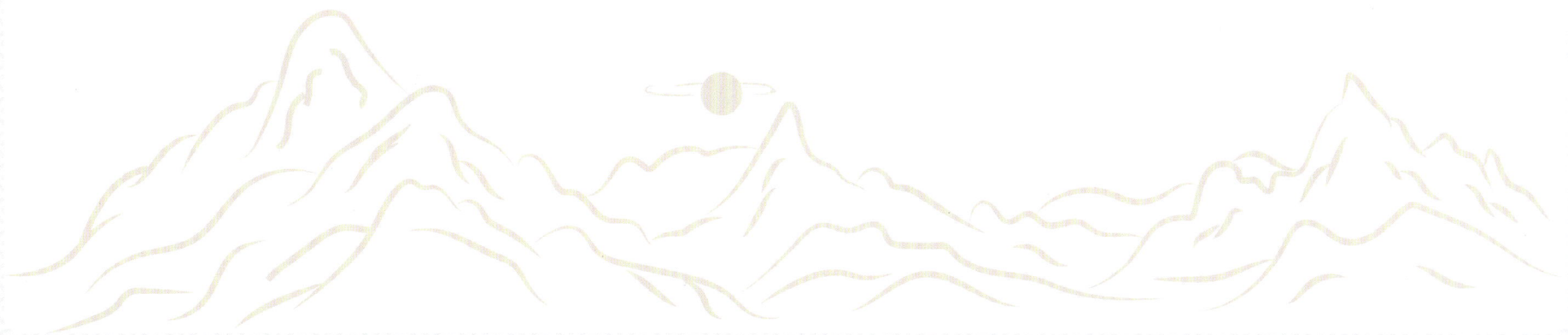

中医药文化，传承了中华文明的精华。时代的车轮滚滚向前，毓医中医人勤求古训，守正创新，为中医药事业的发展做好每一天。

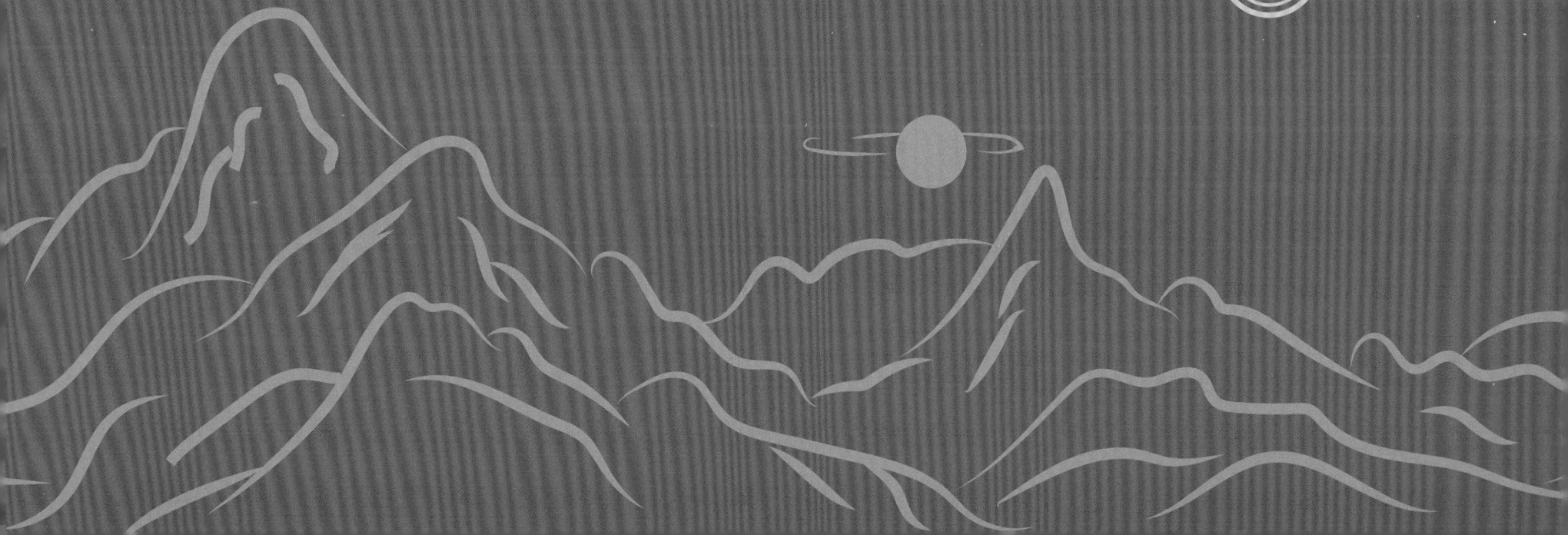

中国医药学是一个伟大的宝库，应当努力发掘，加以提高。

——毛泽东

而用之，不在此例。只如鸡卵一物，以其混沌未分，必有大段要急之处，不得已隐忍而用之。能不用者，斯为大哲亦所不及也。其有患疮痍、下痢，臭秽不可瞻视，人所恶见者，但发惭愧、凄怜、忧恤之意，不得起一念蒂芥之心，是吾之志也。

夫大医之体，欲得澄神内视，望之俨然，宽裕汪汪，不皎不昧。省病诊疾，至意深心。详察形候，纤毫勿失。处判针药，无得参差。虽曰病宜速救，要须临事不惑。唯当审谛覃思，不得于性命之上，率尔自逞俊快，邀射名誉，甚不仁矣。又到病家，纵绮罗满目，勿左右顾眄；丝竹凑耳，无得似有所娱；珍馐迭荐，食如无味；醽醁兼陈，看有若无。所以尔者，夫一人向隅，满堂不乐，而况病人苦楚，不离斯须，而医者安然欢娱，傲然自得，兹乃人神之所共耻，至人之所不为，斯盖医之本意也。

夫为医之法，不得多语调笑，谈谑喧哗，道说是非，议论人物，炫耀声名，訾毁诸医，自矜己德。偶然治瘥一病，则昂头戴面，而有自许之貌，谓天下无双，此医人之膏肓也。老君曰：人行阳德，人自报之；人行阴德，鬼神报之。人行阳恶，人自报之；人行阴恶，鬼神害之。寻此二途，阴阳报施，岂诬也哉？所以医人不得恃己所长，专心经略财物，但作救苦之心，于冥运道中，自感多福者耳。又不得以彼富贵，处以珍贵之药，令彼难求，自炫功能，谅非忠恕之道。志存救济，故亦曲碎论之，学者不可耻言之鄙俚也。

——孙思邈《备急千金要方》

大医精诚

张湛曰：夫经方之难精，由来尚矣。今病有内同而外异，亦有内异而外同，故五脏六腑之盈虚，血脉荣卫之通塞，固非耳目之所察，必先诊候以审之。而寸口关尺有浮沉弦紧之乱，腧穴流注有高下浅深之差，肌肤筋骨有厚薄刚柔之异，唯用心精微者，始可与言于兹矣。今以至精至微之事，求之于至粗至浅之思，其不殆哉！若盈而益之，虚而损之，通而彻之，塞而壅之，寒而冷之，热而温之，是重加其疾而望其生，吾见其死矣。故医方卜筮，艺能之难精者也。既非神授，何以得其幽微？世有愚者，读方三年，便谓天下无病可治；及治病三年，乃知天下无方可用。故学者必须博极医源，精勤不倦，不得道听途说，而言医道已了，深自误哉。

凡大医治病，必当安神定志，无欲无求，先发大慈恻隐之心，誓愿普救含灵之苦。若有疾厄来求救者，不得问其贵贱贫富，长幼妍蚩，怨亲善友，华夷愚智，普同一等，皆如至亲之想。亦不得瞻前顾后，自虑吉凶，护惜身命。见彼苦恼，若己有之，深心凄怆。勿避险巇、昼夜、寒暑、饥渴、疲劳，一心赴救，无作功夫形迹之心。如此可为苍生大医，反此则是含灵巨贼。自古名贤治病，多用生命以济危急，虽曰贱畜贵人，至于爱命，人畜一也。损彼益己，物情同患，况于人乎？夫杀生求生，去生

守正创新

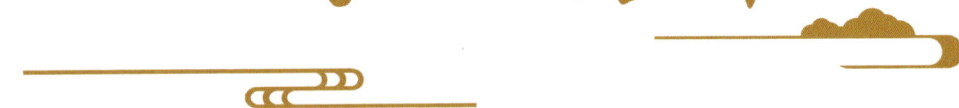

勤求古训　博采众方

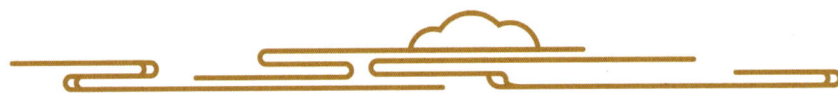

传承岐黄
弘扬国粹

中西协同
振兴中医

历史篇

浩瀚的历史长河，灿烂的中医药史卷！我们以中医药发展简史追溯《素问》，以针灸发展简史追溯《灵枢》。中华民族几千年抗疫史，中医药砥砺中坚！历代医家坚守着学术传承，推动着学术进步，药学家们承神农之志淬炼本草，谱写华夏药学之文明乐章！

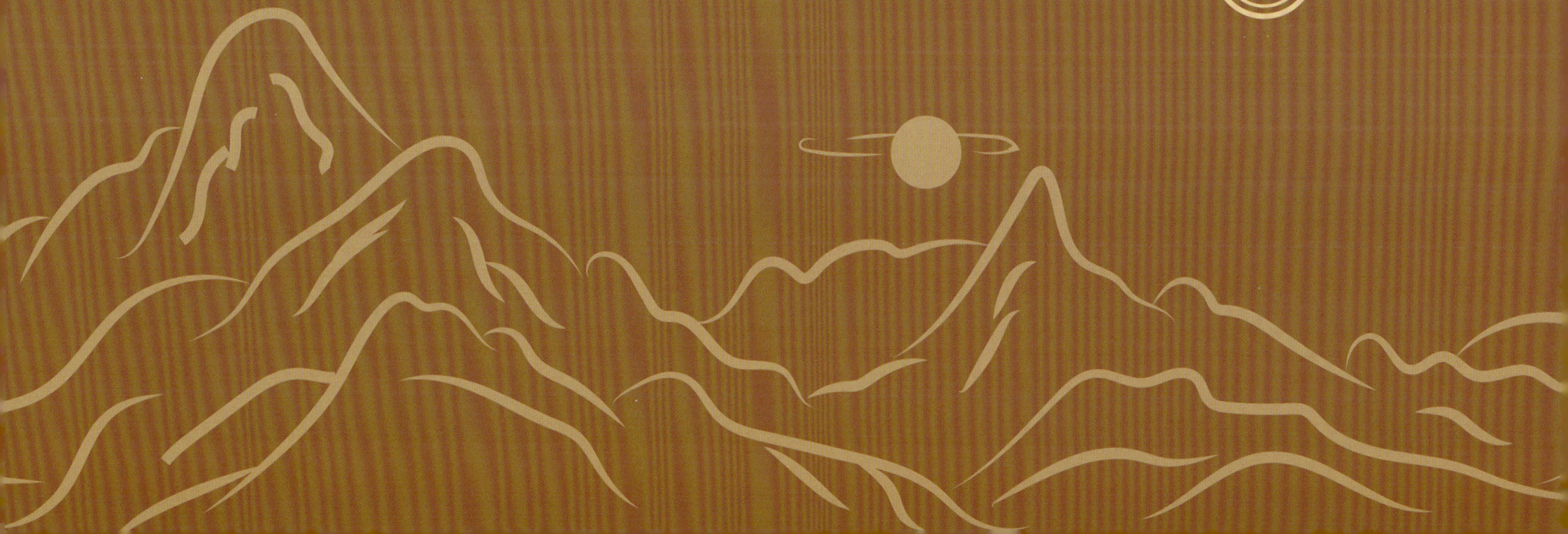

清代，中医药的文献众多，涉及范围广泛，一大批温病学派医家脱颖而出。叶天士《温热论》提出了温疫病的防治原则和方法，创卫气营血辨证；吴鞠通《温病条辨》融汇历代医家经验，创三焦辨证。

鸦片战争以来，随着西医在中国广泛地传播，形成中医、西医并存的局面。一些医家逐渐认识到中西医各有所长，所以试图把两种学术加以汇通，逐渐形成了中西医汇通派。其代表人物有唐宗海《中西汇通医书五种》、张锡纯《医学衷中参西录》等。

清代至民国

西晋医家皇甫谧撰《针灸甲乙经》，全书 12 卷，128 篇，内容包括脏腑、经络、腧穴、病机、诊断、针刺手法、刺禁、腧穴主治等，是中国现存最早的一部针灸学专著。

西晋名医王叔和著《脉经》10 卷，成为我国现存最早的脉学专著。王叔和将《伤寒杂病论》析分为《伤寒论》《金匮要略》，为仲景学术流传做出了不可磨灭的贡献。

公元 610 年，隋代巢元方撰写的《诸病源候论》，是中国现存最早的病因证候学专著。全书共 50 卷，载列证候 1700 余条，分别论述了各科疾病的病因病理和症状，还记载了肠吻合术、人工流产、拔牙等手术。

公元 657—659 年，唐政府组织苏敬等编写《新修本草》。这是中国古代由政府颁行的第一部药典，也是世界上最早的国家药典，它比欧洲 1542 年颁行的《纽伦堡药典》早 883 年。该书共 54 卷，包括本草、药图、图经三部分。唐代医家孙思邈《千金要方》《千金翼方》各 30 卷，对临床各科、针灸、食疗、预防、养生等均有论述。王焘著《外台秘要》40 卷，载方 6000 余首，集唐以前方书之大成，为后世整理保存了大量古代医学文献。

两宋时期，宋徽宗组织编撰的《圣济总录》《太平惠民和剂局方》等也对后世产生了很大的影响。政府重视中医教育，设立"太医局"，培养中医人才，针灸医官王惟一设计铸造了两具铜人，作为针灸教学和考试医师之用。宋代在中医药各科都取得了重要成就，先后有陈自明《妇人良方大全》、钱乙《小儿药证直诀》、宋慈《洗冤录》、官修药典《开宝本草》、《嘉祐本草》、《本草图经》、《证类本草》等。

晋唐至两宋

中国医药学是一个伟大的宝库，应当努力发掘，加以提高。
—— 毛泽东

中华人民共和国成立后，开国领袖毛泽东主席亲自为中医药发展题词，习近平总书记多次对中医药事业作出重要指示。《中华人民共和国宪法》规定：国家发展医疗卫生事业，发展现代医药和我国传统医药……保护人民健康。第七届全国人民代表大会第四次会议将"中西医并重"列为新时期中国卫生工作五大方针之一。成立了中国中医研究院并发展成中国中医科学院，在全国建立了 25 所中医药大学（学院）。国家中医药管理局成立。国务院颁布实施《中华人民共和国中医药条例》，国务院发布《中华人民共和国中医药法（草案）》，中医药发展被上升为国家战略。全国基本建立起覆盖城乡的中医医疗服务体系，中西医协同在疫病防治工作中发挥了重要作用。中医药已传播至 190 多个国家和地区，中医药事业蓬勃发展。

当代

中医学派产生于金元时期，刘完素、张从正、李杲、朱丹溪四家争鸣，形成了医学流派"金元四大家"。"寒凉派"刘完素倡导火热论，"攻下派"张从正倡导攻邪论，"滋阴派"朱丹溪倡导"相火论""阳有余阴不足论"，"补土派"李杲提出"脾胃学说"。

在明代已经开始应用人痘接种法预防天花，直到 18 世纪英国琴纳发明牛痘接种后才逐步被代替，人痘接种法成为世界医学免疫学的先驱。公元 17—19 世纪，由于传染病的不断流行，人们在同传染病作斗争的过程中，形成并发展了温病学派，代表人物吴又可著《温疫论》。

明代中医药文献整理和临床各科快速发展，如徐春甫的《古今医统大全》、张景岳的《景岳全书》、杨继洲的《针灸大成》、汪机的《石山医案》等。李时珍历时 27 年之久著《本草纲目》，载药 1892 种，附方 11000 多个，首次对中药进行科学分类，不仅是一部药物学集大成著作，而且是一部研究动植矿物的博物学巨著，被英国生物学家达尔文称为"中国百科全书"。

金元明

中医药发展简史

上古

上古时期，中华民族祖先在长期的生活实践中发明了骨针、砭石等原始的医疗器具，并逐渐发展为针刺疗法，形成了经络学说；发现了一些动植物可以解除病痛，积累了早期用药知识。火的发现与使用后，发现用兽皮、树皮包上烧热的石块或沙土作局部取暖可以消除因受寒、潮湿所引起的各种疼痛，而逐渐产生了热熨法。伏羲仰观天象，俯察大地，远取诸物，近取诸身而创画八卦、辨阴阳、分五行，造书契以代结绳记事、倡熟食、尝百药、制九针、明脏腑、识经络、用砭石、按跷、导引、艾灸等疗疾；神农尝百草而始有中药；黄帝倡医理，《上经》《下经》《阴阳》《脉法》《太始天元册》等构建了早期中医理论。

夏商两代

夏商周时期，制陶、制铜器皿的工艺发展，为中药调剂、煎煮提供了条件。酒成为最早的中药制剂。西周时已有医师、食医、疾医和疡医的分工，周代已经开始使用望、闻、问、切等诊病方法和药物、针灸、手术等治疗方法。

《山海经》载有动物药 67 种，植物药 52 种，矿物药 3 种，水类 1 种，另有 3 种不详何类，共计 126 种。用法有内服、外用的不同，所治病种包括内、外、妇、眼、皮肤等 31 种各科疾患。书中有关于补药和预防的记载，反映了我国古代预防医学思想的萌芽。

春秋战国至秦汉

春秋时期，医和用大自然的阴、阳、风、雨、晦、明"六气"失和来解释病因，这是世界医学史上最早的病因观。

公元前 5 世纪，扁鹊始创切脉，并用"望、闻、问、切"四诊和针灸技术诊疗各科疾病。

汉代华佗首创全身麻醉法，采用酒服"麻沸散"施行腹部手术，开创了全身麻醉手术的先例，被后世尊为"外科鼻祖"。

《黄帝内经》集秦汉之前的中医理论大成，与中国古代文化融会贯通，构建了理法完整的中医理论体系，成为中医经典之首。《难经》推明其义，发微解难。

《神农本草经》总结了秦汉以前数千年用药经验，载药 365 种，并记述了君、臣、佐、使、七情和四气五味等药物学理论，是中国第一部药学经典专著。

东汉末年，张仲景勤求古训，博采众方，著《伤寒杂病论》，以六经辨伤寒，以脏腑辨杂病，确立了中医学辨证论治的理论体系与治疗原则，为中医学的发展奠定了基础。

宋金元时期，建立了更为完整的针灸教学机构，设针科、灸科、《素问》、《难经》、《针灸甲乙经》等必修科目。印刷术加快了针灸学的传播与发展。北宋王惟一重新考订明堂经穴，于公元 1026 年撰成《铜人腧穴针灸图经》，并刻于石碑供人们参抄拓印。他还设计了 2 具铜人模型，外刻经络腧穴，内置脏腑，作为针灸教学的直观教具和针灸医生考试之用。

南宋王执中于公元 1220 年撰成《针灸资生经》，搜集了许多民间经验，重视灸术，提出压痛点。元代滑伯仁于公元 1341 年著《十四经发挥》，将十二经脉与任、督二脉合称为十四经脉。这一时期子午流注针法兴起，子午流注理论更趋系统。

清初至民国时期，针灸医学由兴盛逐渐走向衰退。清朝统治阶级因拘于封建礼教，于 1822 年竟以"针刺火灸，究非奉君所宜"的荒谬理由，下令停止太医院使用针灸，废止针灸科，一般"儒医"也重汤药轻针灸。

鸦片战争失败以后，帝国主义入侵，在各地设立教会医院和医学院校，排斥、攻击中国医药学，使中医事业包括针灸学更趋衰落，几至一蹶不振。但各地民间有志之士，仍有人创办中医学社、学校，民间中医和针灸仍然得以应用和流传。

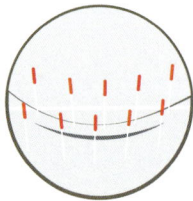

当代 **明代**

清初—民国 **宋金元**

中华人民共和国成立以来，十分重视继承发扬中医学遗产，制定了中医政策，并采取了一系列措施发展中医事业，使针灸医学得到了前所未有的普及和提高。

全国各地相继建立了中医院校、中医医院和研究机构，针灸学作为中医院校学生的必修课程，针灸科是中医院必设的科室。

20 世纪 80 年代初期，各中医院校先后建立了针灸系，使用了全国统一的针灸学教材，并逐渐开展了针灸学硕士、博士研究生的培养，形成了针灸学教学、医疗、科研的完整体系。

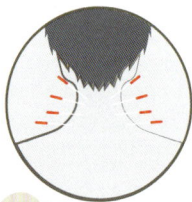

明代杨继洲在家传《卫生针灸玄机秘要》基础上著《针灸大成》，该书是继《黄帝内经》《针灸甲乙经》后对针灸学的又一次总结。该书现有 40 余种版本，并被译成英、法、德、日等多种语言，在国际上产生了深远影响。

徐凤《针灸大全》、汪机《针灸问对》、陈会《神应经》、高武《针灸聚英》等针灸专著，推动了针灸学的进一步发展。

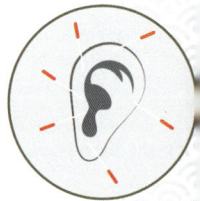

针灸发展简史

针灸的历史悠久漫长

魏晋时代，皇甫谧融汇《素问》《灵枢》《明堂孔穴针灸治要》编撰成《针灸甲乙经》，全书12卷128篇，共收349个腧穴，该书成为现存最早的针灸学专著。

晋代名医葛洪撰《肘后备急方》，所录针灸医方109条，其中99条为灸方。

晋末到南北朝，徐氏一族徐熙、徐秋夫、徐文伯和徐叔向，另有名医秦承祖、陶弘景等，对针法、灸法都有研究。

《帝王世纪》载伏羲氏"尝百药而制九针"，《山海经》有用石块刺破痈肿的记载，《孟子》有"七年之病，求三年之艾"的说法。

砭石是针具的雏形或前身，古人从无意中发现石块按压或刺破体表可以治病到对石块加工形成砭石而专用于治疗疾病，经历了漫长的岁月。据历史文物考证，针刺疗法大约出现在砭石应用后的新石器时代。

隋唐

春秋战国至秦汉

魏晋

新石器时代

隋唐时期的针灸医学也有很大的发展，唐代针灸已成为一门专科，针灸教育占有重要地位。

唐太医署掌管医药教育，分设四个医学专业和一个药学专业，针灸是医学专业之一，设"针博士一人，针助教一人，针师十人，针工二十人，针生二十人。针博士掌教针生以经脉孔穴，使识浮、沉、滑、涩，又以九针为补泻之法"。开创了针灸学的学校教育先河。孙思邈在《备急千金要方》中绘制了五色"明堂三人图"，创用阿是穴和指寸法。

灸法盛行，可见于王焘《外台秘要》、崔知悌《骨蒸病灸方》。失佚的有甄权所著《针方》《针经钞》《明堂人形图》等。

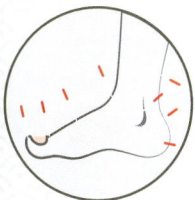

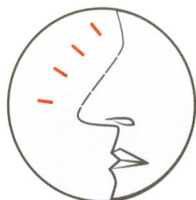

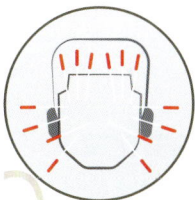

《黄帝内经》包括《灵枢》和《素问》两部分，形成了完整的经络针灸理论，论述了经络、腧穴、针法、灸法等。其中以《灵枢》所载针灸理论更为丰富和系统，故《灵枢》又称《针经》。

《难经》又名《黄帝八十一难经》，提出了八会穴，并对五输穴进行了阐发，进一步丰富和充实了针灸学理论体系，其中关于奇经八脉和原气的论述，更是补充了《黄帝内经》之不足。

三国时期的曹翕擅长灸法，著《曹氏灸经》和《十二经明堂偃人图》，可惜两书均已失传。已佚的还有《明堂孔穴针灸治要》，即《黄帝明堂经》。

春秋、战国、秦、汉时期，针刺工具由砭石、骨针发展到金属针具，灸、针的出现更是促进了针灸学的飞跃发展，针灸理论也不断得以完善。医缓、医和、扁鹊（秦越人）等名医均擅长针灸，先秦时期针砭、火灸、热熨等均已广泛用于各种疾病的治疗。长沙马王堆出土"足臂十一脉灸经"和"阴阳十一脉灸经"，反映了经络学说雏形。

中华人民共和国成立后，1954—1956 年我国通过中医、中西医结合方法治疗"流行性乙型脑炎"取得了举世瞩目的成就。1972 年我国从中药中提取的青蒿素能有效降低疟疾患者的死亡率，挽救了全球数百万人的生命。2002 年冬至 2003 年春夏，传染性非典型肺炎（severe acute respiratory syndrome，SARS）流行，中医介入疫情治疗取得了显著疗效。2019 年末发生的新型冠状病毒感染在我国及世界各国都有流行，中医药治疗发挥了重要的作用，尤其是运用五运六气理论防治急性传染病，是我国领先世界的优势。

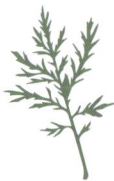

明代吴又可编著了我国第一部疫病学专著《温疫论》，指出："夫温疫之为病，非风非寒，非暑非湿，乃天地间别有一种异气所感。"认为这种不同于六淫的异气为"杂气"，并以此创立了"戾气"学说。

宋代刘温舒补入《素问》"本病论""刺法论"，提出了三虚致疫、三年化疫等理论和各种治疗方法，指出："五疫之至，皆相染易，无问大小，病状相似……不相染者，正气存内，邪不可干，避其毒气。"

宋元丰年间，苏东坡"谪居黄州，连岁大疫"，苏东坡用巢元修所授秘方"圣散子方"活人无数，并把方传与当时的名医庞安时，以造福天下。

当代

明

宋

清

金元

清代时期疫病很多，出现了大批温病学家，他们留下了各种专著。对瘟疫病的认识更加深入，例如：虾蟆瘟、大头瘟、绞肠瘟、痘疮、烂喉痧、痢疾等。余师愚论时气热毒、刘松峰论邪毒等；在治疗上重视祛邪，如余师愚倡导清热解毒，以清瘟败毒饮为治瘟疫主方；杨栗山重视火热怫郁，以清、透、下、利等法并施等。创新性的代表著作当属叶天士的《温热论》和吴鞠通的《温病条辨》。《温热论》云："温邪上受，首先犯肺，逆传心包。"

金元李东垣在济源任职，泰和二年，恰逢大头天行（大头瘟）流行，遂创制普济消毒饮以救治。

刘完素创制的双解散、益元散等为后世温病学家广泛应用。

中医疫病发展简史

我国自有文字起始，就有对疫病的记载。

唐

唐代孙思邈《备急千金要方》提出："避疫气，令人不染温病及伤寒。"书中收载"辟疫气""辟温气""辟瘟疫气"等方剂36首。

西汉

西汉平帝元始二年，《汉书·平帝纪》云："郡国大旱，蝗，青州尤甚……民疾疫者，空舍邸第，为置医药。"《黄帝内经》记载了对疫病的认识。《素问·六元正纪大论》论述了二火加临易发瘟疫，并探讨了易发瘟疫的六气时段，并指出："疠大至，民善暴死"。

商

商代，殷墟出土甲骨文中明确有疫、疟、蛊等记载，周代的典籍已有"疫"字，《说文解字》曰："疫，民皆疾也"。

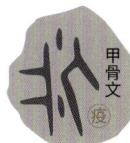

甲骨文

东汉

东汉末年，医圣张仲景著《伤寒杂病论》提出了疫气，并创立了六经辨证理论。《伤寒杂病论·序》云："余宗族素多，向余二百，建安纪年以来，犹未十稔，其死亡者三分有二，伤寒十居其七。"

伤寒杂病论

秦

秦代已有法律规定，对麻风患者迁至"疠所"进行隔离。《睡虎地秦墓竹简·法律答问》载："今甲疠，问甲可（何）以论？当畀（迁）疠所处之。"

烟台毓璜顶医院中医药文化

春秋战国

中医药文化宣传教育基地

扁 鹊
公元前 407—公元前 310 年

　　秦氏，名越人，又名卢医，渤海郡郑县（今河北任丘）人，春秋战国时期名医。少时学医于长桑君，精通临证各科，能随各地需要而行医。扁鹊创立切脉医术，奠定了中医学的脉诊方法，开启了中医脉学的先河。《汉书·艺文志》载有《扁鹊内经》九卷、《扁鹊外经》十二卷，均已佚。

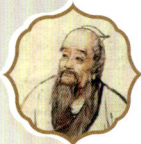

西汉

中医药文化宣传教育基地

淳于意
约公元前 205—? 年

　　别名"仓公"。西汉临淄（今山东淄博）人。精医道，辨证审脉，治病多验。曾从公孙光学医，并从公乘阳庆学黄帝、扁鹊脉书。在医学上最伟大的贡献是创立了"诊籍"，这是中国现存最早的病案记录。

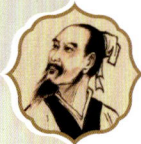

东汉

中医药文化宣传教育基地

华 佗
公元 145—208 年

　　字元化，沛国谯县（今安徽亳州）人，东汉末年著名的医学家。精通内、外、妇、儿、针灸各科，对外科尤为擅长，发明了"麻沸散"来辅助外科手术，被后人称为"外科圣手""外科鼻祖"。主张体育锻炼，创"五禽戏"。著述已佚。

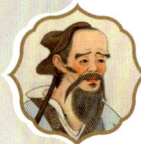

东汉

中医药文化宣传教育基地

张仲景
约公元 150—219 年

　　名机，字仲景，南阳郡（今河南南阳）人。东汉末年医学家，被后人尊称为"医圣"。所著《伤寒杂病论》是我国医学史上影响最大的古典医著之一，也是我国第一部临床治疗学方面的巨著，被后世尊为四大经典之一。书中所确立的六经辨证的治疗原则，受到历代医学家的推崇，是后学者研习中医必备的经典著作。

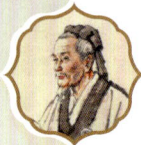

晋代

中医药文化宣传教育基地

王叔和
公元 201—280 年

　　名熙，高平（位于今山西高平）人。晋代医学家。他学识渊博，为人诚实，官至太医令。在中医学发展史上，他作出了两大重要贡献，一是著述《脉经》，二是整理《伤寒论》。其在中医学的发展史上取得了重大成就。这位太医令也堪称难得的人才，为学医者树立了榜样。

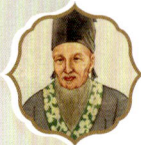

西晋

中医药文化宣传教育基地

皇甫谧
公元 215 — 282 年

　　字士安，幼名静，自号玄晏先生，安定朝那（今甘肃平凉）人，西晋学者、医学家。其著作《针灸甲乙经》是中国第一部针灸学专著，享有非常高的历史地位，他本人被誉为"针灸鼻祖"。此外还编撰有《历代帝王世纪》《高士传》《逸士传》等书，在医学史和文学史上都享有盛名。

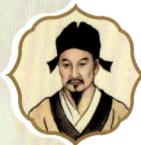

烟台毓璜顶医院中医药文化

东晋

葛洪
公元284—364年

　　字稚川，自号抱朴子，丹阳郡句容（今江苏句容县）人，东晋道教理论家、炼丹家和医药学家。所著《抱朴子》为研究中国炼丹史及古代化学史提供了宝贵的资料。所撰《肘后备急方》三卷，内容包括医学各科，其中有对天花、恙虫病等的最早记载，另有《玉函方》一百卷（已佚）。

隋代

巢元方
生卒年不详

　　隋代太医博士。主持编撰的《诸病源候论》是我国医学史上第一部病因、病理、证候专著，也是第一部由朝廷组织集体撰作的医学理论著作，在我国医学史上占有重要地位，对后世影响十分深远，为历代医家所重视。

唐代

孙思邈
公元541—682年

　　京兆华原（今陕西省铜川市耀州区）人，唐代医药学家、道士。被后人尊称为"药王"。他对医德进行了完整的论述，奠定了"大医精诚"的医德思想基础。编著《备急千金要方》《千金翼方》。

宋代

钱 乙
约公元1032—1117年

　　字仲阳，宋代东平（今山东郓城）人，是中国医学史上第一个著名的儿科专家。所撰《小儿药证直诀》是中国现存的第一部儿科专著。它第一次系统地总结了对小儿的辨证施治法，使儿科自此发展成为独立的一门学科。创制"六味地黄丸""导赤散""泻白散"等名方。后人尊称钱乙为"儿科之圣""幼科之鼻祖"。

宋代

陈无择
公元1131—1189年

　　名言，号鹤溪道人，原籍宋青田鹤溪（今浙江景宁县鹤溪镇）。宋代医家，永嘉医派的创始人。他在继承、发展《黄帝内经》《伤寒杂病论》等的病因学理论的基础上创立了"三因学说"。并以病因为纲，脉、病、证、治为目建立了中医病因辨证论治方法体系，所创"三因司天方"对后世有很大影响。代表作《三因极一病证方论》。

宋金

成无己
约公元1063—1156年

　　聊摄人（今山东省茌平县洪官屯镇成庄），宋金时期著名的医学家，伤寒学派的主要代表。撰成《注解伤寒论》《伤寒明理论》《伤寒明理药方论》，为注解《伤寒论》的第一人。在中医学的伤寒学研究史上，具有举足轻重的地位，对后世伤寒学派诸家产生很大影响。

中医药文化宣传教育基地

金代

刘完素
约公元 1110—1200 年

字守真，河间（今河北省河间县）人，世称刘河间。金代医学家，"金元四大家"之首，寒凉派的代表人物。治法上多用寒凉药，学术上以"火热论"著称。著有《素问玄机原病式》《素问病机气宜保命集》《素问要旨论》《伤寒直格》《伤寒标本心法类萃》《三消论》《宣明论方》等著作。

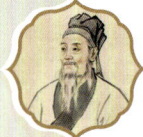

中医药文化宣传教育基地

金代

张从正
公元 1156—1228 年

字子和，号戴人。睢州考城（今河南兰考）人。金代医学家，"金元四大家"之一。治病以攻邪为主，对汗、吐、下三法有独到见解，为攻下派的代表人物，传世之作有《儒门事亲》等。

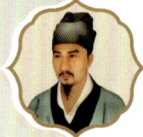

中医药文化宣传教育基地

金代

李杲
公元 1180—1251 年

字明之，晚年自号东垣老人，真定（今河北省正定）人。金代医学家，"金元四大家"之一。师从张元素，是中医补土派的创始人，"脾胃学说"的开创者。主要著作有《脾胃论》《内外伤辨惑论》《用药法象》《医学发明》《兰室秘藏》等。

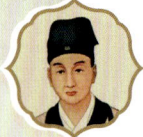

中医药文化宣传教育基地

元代

朱丹溪
公元 1281—1358 年

名震亨，字彦修，婺州义乌（今浙江义乌）人，元代医学家，"金元四大家"之一。学者尊之为"丹溪翁"或"丹溪先生"。倡导"阳常有余，阴常不足"说，创"相火论"，善用滋阴降火的方药，为滋阴派的创始人。著有《格致余论》《局方发挥》《丹溪心法》《金匮钩玄》《素问纠略》《本草衍义补遗》《伤寒论辨》《外科精要发挥》等。

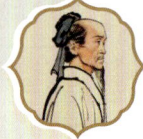

中医药文化宣传教育基地

明代

汪机
公元 1463—1539 年

字省之，号石山居士，祁门（今属安徽）人，明代医家，新安医学奠基人。他博采诸家，在内科、外科及针灸方面均有建树，撰有《医学原理》《本草会编》《读素问钞》《脉诀刊误集解》《外科理例》《痘治理辨》《针灸问对》《伤寒选录》《运气易览》《医读》《内经补注》《石山医案》等著作。

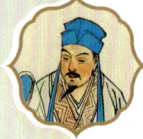

中医药文化宣传教育基地

明代

王肯堂
公元 1552—1613 年

字宇泰，一字损仲，号损庵，又号念西居士。金坛（今江苏省常州市金坛区）人。明代医学家。所著《证治准绳》是集明代以前医学之大成的不朽巨著。另著有《医镜》《新镌医论》《郁冈斋笔尘》等，辑有《古代医统正脉全书》。

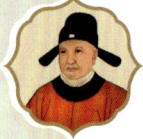

清代

叶天士

公元 1667—1746 年

名桂，字天士，号香岩。江苏吴县（今江苏苏州）人。清代著名医学家，"温病四大家"之一。擅长治疗时疫和痧痘等症，是中国最早发现猩红热的人。在温病学上成就突出，是温病学的奠基人之一。首创温病"卫、气、营、血"辨证大纲，为温病的辨证论治开辟了新途径，被尊为温病学派的代表。

清代

吴 瑭

公元 1758—1836 年

字配珩，号鞠通。江苏淮阴人。清代医学家，温病学派的代表人物之一。代表作《温病条辨》中所创"三焦辨证"学说，是在中医理论和辨证方法上的又一创举。书中所载银翘散、桑菊饮、藿香正气散、清营汤、清宫汤、犀角地黄汤等，都成为后世医家极为常用的方剂。他对于理论的发挥和留下的诸多方剂，使得中医的基本治法在外感病和热性病方面得到了进一步的完善。

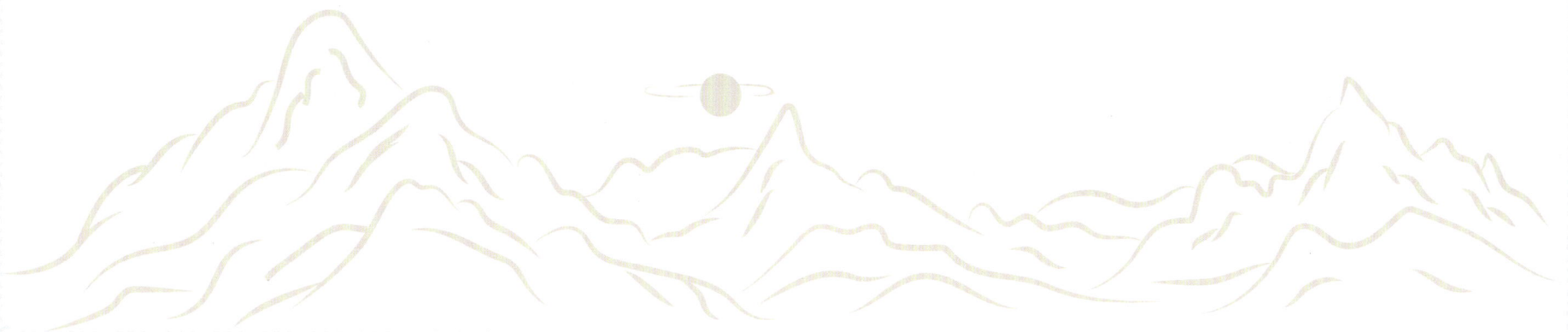

烟台毓璜顶医院中医药文化

中医药文化宣传教育基地

东汉

《神农本草经》

我国现存最早的药物学专著，是中医四大经典著作之一。此书大约成书于东汉，为东汉之前的药学经验总结。全书分为三卷，分上、中、下三品，共载药365种。原书早佚，现存本均为后世辑校本。

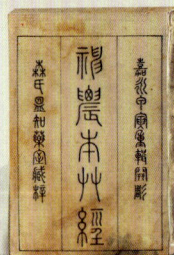

中医药文化宣传教育基地

南北朝

《雷公炮制论》 南北朝·雷敩

总结了南北朝刘宋时期以前的中药炮制技术和经验，载药334种，按自然属性分为金石、果、谷、草、木、菜、人、禽兽、虫鱼9部，记述了净选、粉碎、切制、干燥、水制、火制、加辅料制等炮制方法，是中国历史上对中药炮制技术的第一次总结，初步奠定了炮制学基础，使中药炮制成为一门学科，也是世界上出现最早的制药学专著。

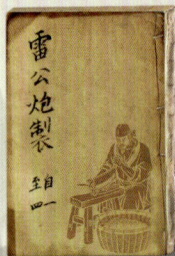

中医药文化宣传教育基地

汉末

《名医别录》

收录了汉代至魏晋时期在《神农本草经》基础上增附的药物。全书分为三卷，分上、中、下三品。上品载药193种，中品243种，下品294种。全书主要内容包括药物的正名、异名、性味、有毒无毒、功效主治、七情忌宜、产地、采收季节、用法、用量、剂型等。原书早佚，现多见后世辑校本。

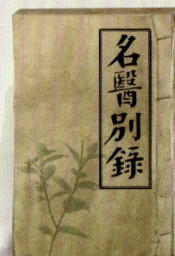

中医药文化宣传教育基地

梁代

《本草经集注》 梁·陶弘景

南北朝时期，陶弘景著《本草经集注》，对《神农本草经》进行了注释和补充，将730种药物分为玉石、草木、虫兽、果、菜、米食及有名未用7类，首创按药物自然属性分类法。“以朱书神农，墨书别录”，以小字加注的形式，对魏晋以来三百余年间中药学的发展做了全面总结。

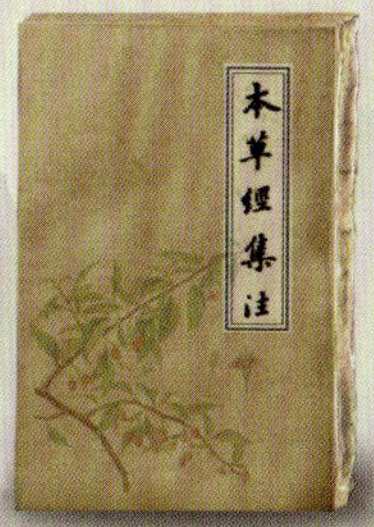

中医药文化宣传教育基地

唐代

《新修本草》 唐·苏敬

《新修本草》，简称《唐本草》，又名《英公本草》，成书于659年，由苏敬等23人编撰。全书分本草、药图、图经三部分。本草讲药物的性味、产地、采制、作用和主治等内容，药图描绘药物的形态，图经是药图的说明文。共收载药物850种。是一部由政府组织编撰的药典。

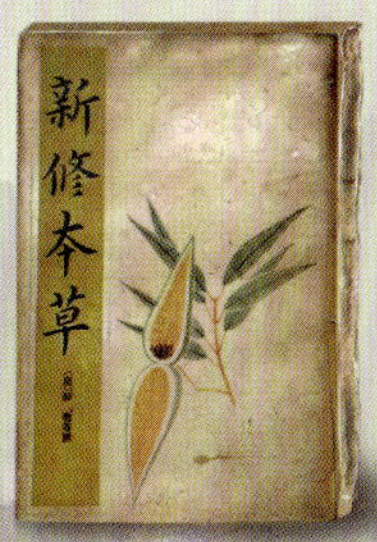

中医药文化宣传教育基地

宋代

《经史证类备急本草》 宋·唐慎微

《经史证类备急本草》简称《证类本草》，于1098年前后编撰而成。全书总结了宋代之前本草成就，共31卷，载药1748种，新增药物628种，附方3000余首。收集各家医药名著及经史传记、山经地志、诗赋、杂记、佛经、道书等有关本草方面的记载，详述性味、功用、主治、禁忌及采集、炮制、鉴别、产地和名医心得，广涉典籍300余种，保存了许多至今已失传书籍的内容。

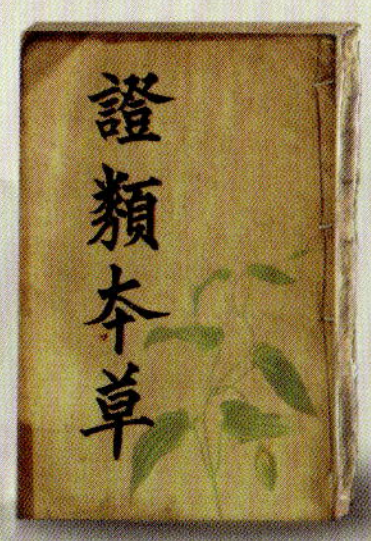

中医药文化宣传教育基地

明代

《本草纲目》　明·李时珍

　　《本草纲目》分16部，60类，共收药物1897种，其中新增药物374种，附方1万余首，附图1109幅。以药物分部为纲，分类为目；正名为纲，释名为目；物以类从，纲举目张。李时珍历时近30年，三易其稿始成，集明代以前本草著作之大成。

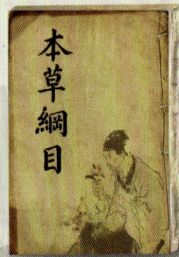

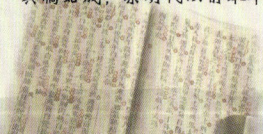

中医药文化宣传教育基地

1977年

《中药大辞典》

　　《中药大辞典》是中华人民共和国成立后出版的第一部大型中药学工具书，全书分上、下册及附编三部分，共收载中药5767味，其中包括植物药4773种、动物药740种、矿物药82种、加工制品药172种。该书凝聚了我国广大劳动人民长期运用中药防治疾病的理论知识和实践经验，反映了中华人民共和国成立以来我国中药学术的发展，系统总结了中医传统用药经验，填补了我国现代中药大型工具书的空白，成为当时中药辞典的最高峰。

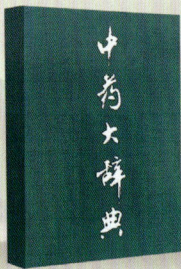

中医药文化宣传教育基地

1999年

《中华本草》

　　全书35卷，前30卷共收入中药8980味，另立民族药5卷，包括藏药、蒙药、维药、傣药、苗药各1卷。全国65家高等医药院校、科研院所的507名专家倾力参与，查阅古今医籍1100余部，引用古今文献超过1万篇。内容涉及中药品种、栽培、药材、化学、药理、炮制、制剂、药性理论、临床应用等中医药学科的各个方面，是我国本草学发展的一次里程碑。

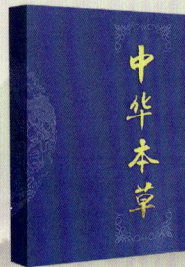

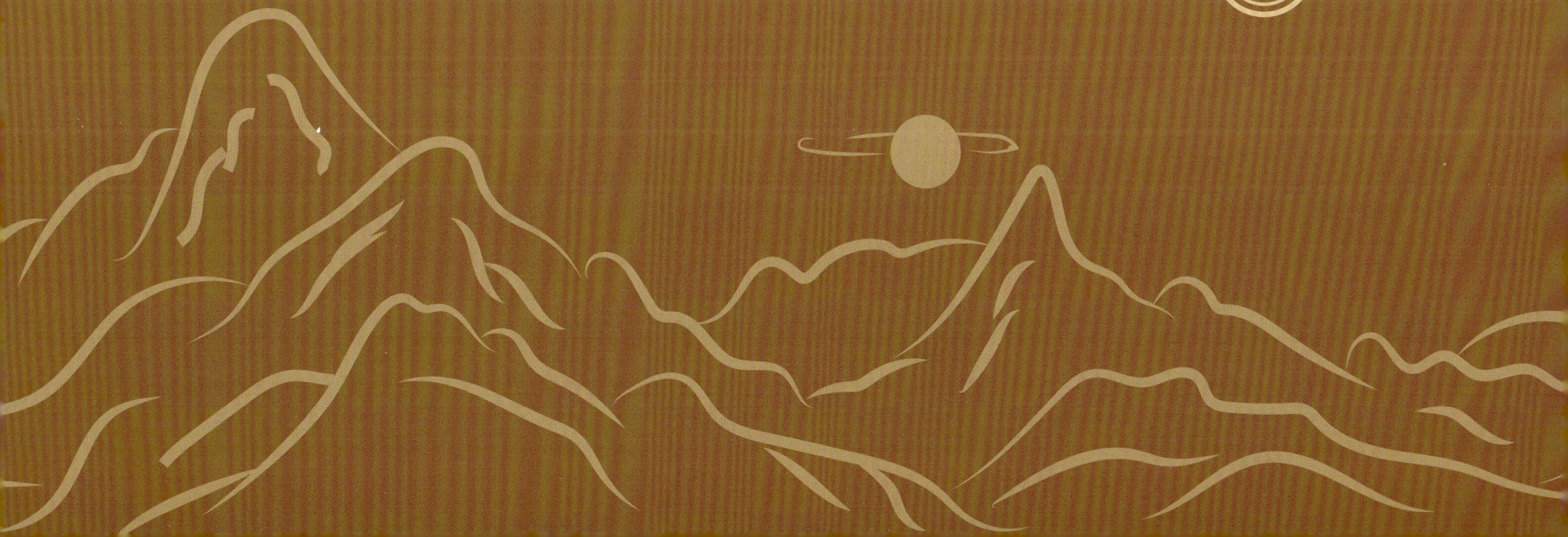

学术篇

中医学术承载着中华传统文化，天人相应、阴阳五行是中华文明之灵魂！

阴阳

《素问·阴阳应象大论》：阴阳者，天地之道也，万物之纲纪，变化之父母，生杀之本始，神明之府也。

《易·系辞》：一阴一阳之谓道。

《老子·四十二章》：道生一，一生二，二生三，三生万物。

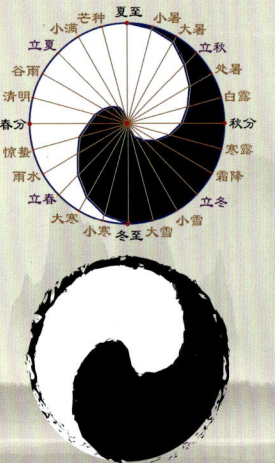

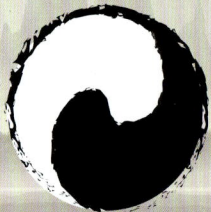

五行

《尚书·洪范》：一曰水，二曰火，三曰木，四曰金，五曰土。

《汉书·艺文志》：五行者，五常之形气也。

《淮南子·天文训》：水生木，木生火，火生土，土生金，金生水。

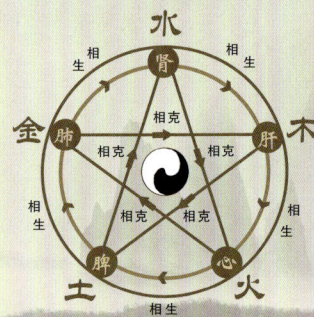

中医与古代文化

《黄帝内经》汲取了古代易学、道家、儒家、阴阳家、法家、墨家、兵家等思想并融会贯通，所以说中医药学是打开中华文明宝库的钥匙。

《素问·气交变大论》：夫道者，上知天文，下知地理，中知人事，可以长久。此之谓也。

《素问·生气通天论》：阴平阳秘，精神乃治；阴阳离决，精气乃绝。

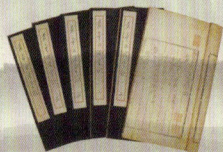

天人相应

《素问·六节藏象论》：不知年之所加，气之盛衰，虚实之所起，不可以为工矣。

《灵枢·邪客》：此人与天地相应者也。

《素问·宝命全形论》：人以天地之气生，四时之法成。

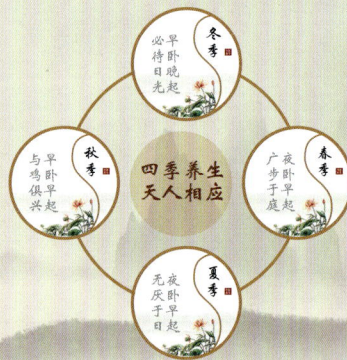

四季养生
天人相应

五运六气

五运六气学说是在天人相应观念指导下，以宇宙天体运行规律，演绎自然规律和人体生命规律的一门学科。其内涵是以天体视运动现象，与自然界气象、气候、物候等变化相联属，探讨人体生命与疾病变化规律并提出防病治病方法。五运指木、火、土、金、水五行之气的运行变化，六气即风、寒、暑、湿、燥、火六种不同的天气变化特征。

陈言：夫五运六气，乃天地阴阳运行升降之常道也。

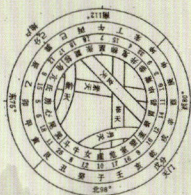

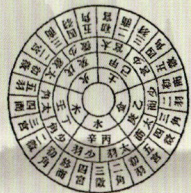

理法方藥 辨證論治

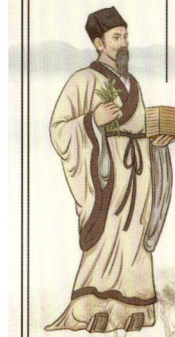

望

望诊

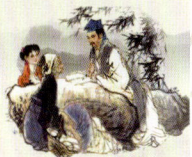

聞

闻诊

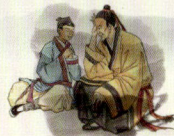

四診合參

中医药文化

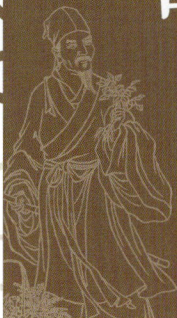

問

问诊

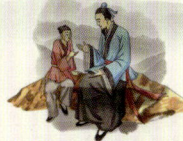

切

切诊

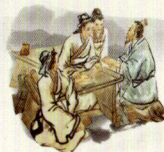

传承篇

师者授业，传道解惑！

菊香济世，寒梅迎春，

茂林修竹，兰桂留芳！

毓医中医药文化历经

七十余载，毓医中医人

脚踏实地，稳步向前！

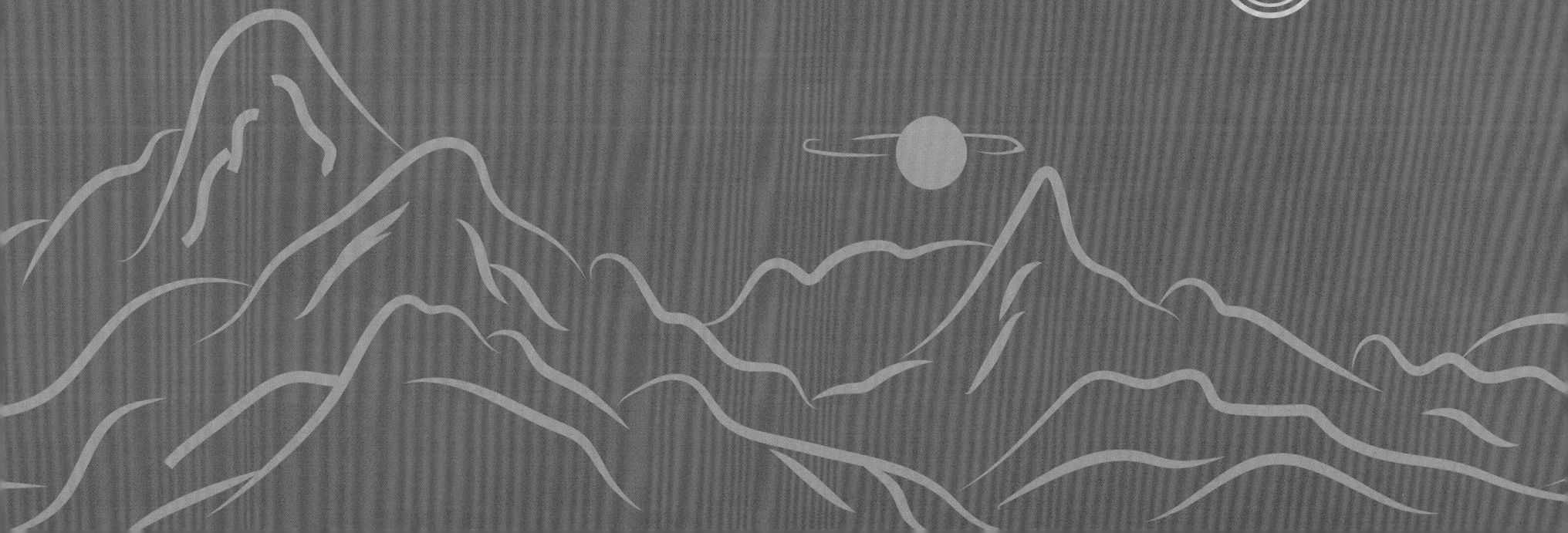

【菊梅竹兰】

菊香济世

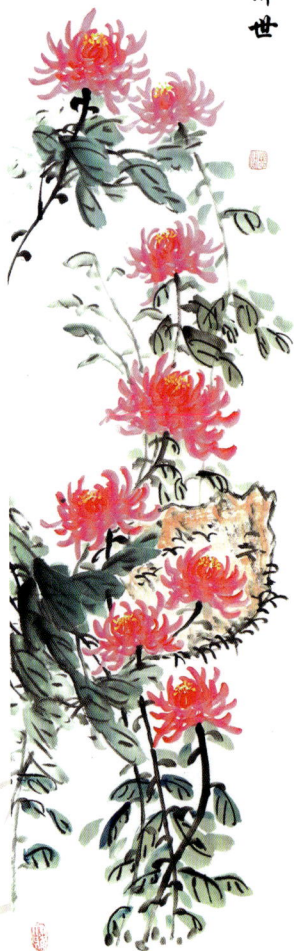

寒梅迎春

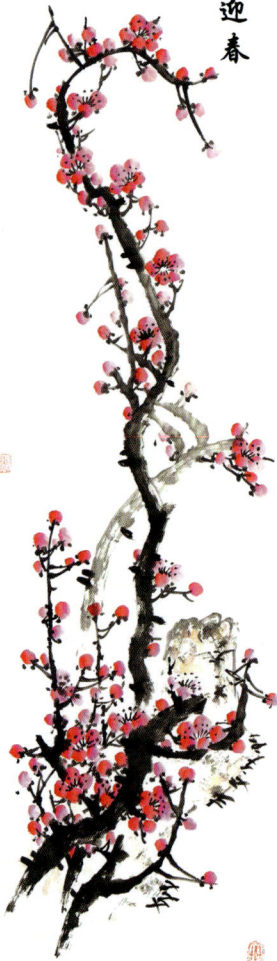

茂林修竹

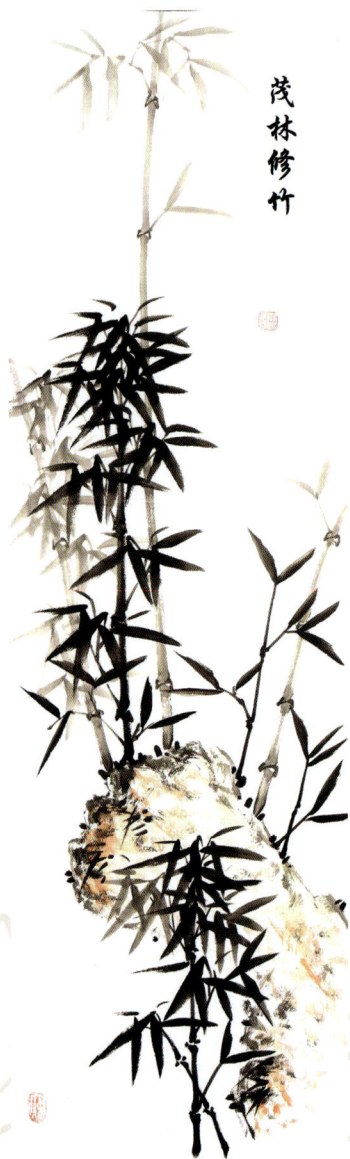

兰桂留芳

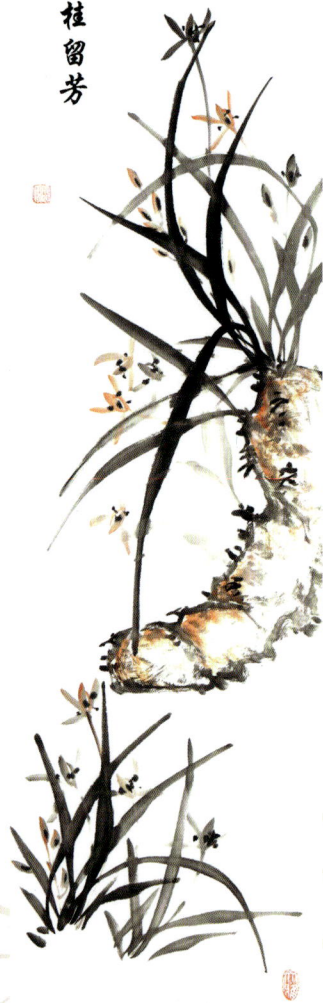

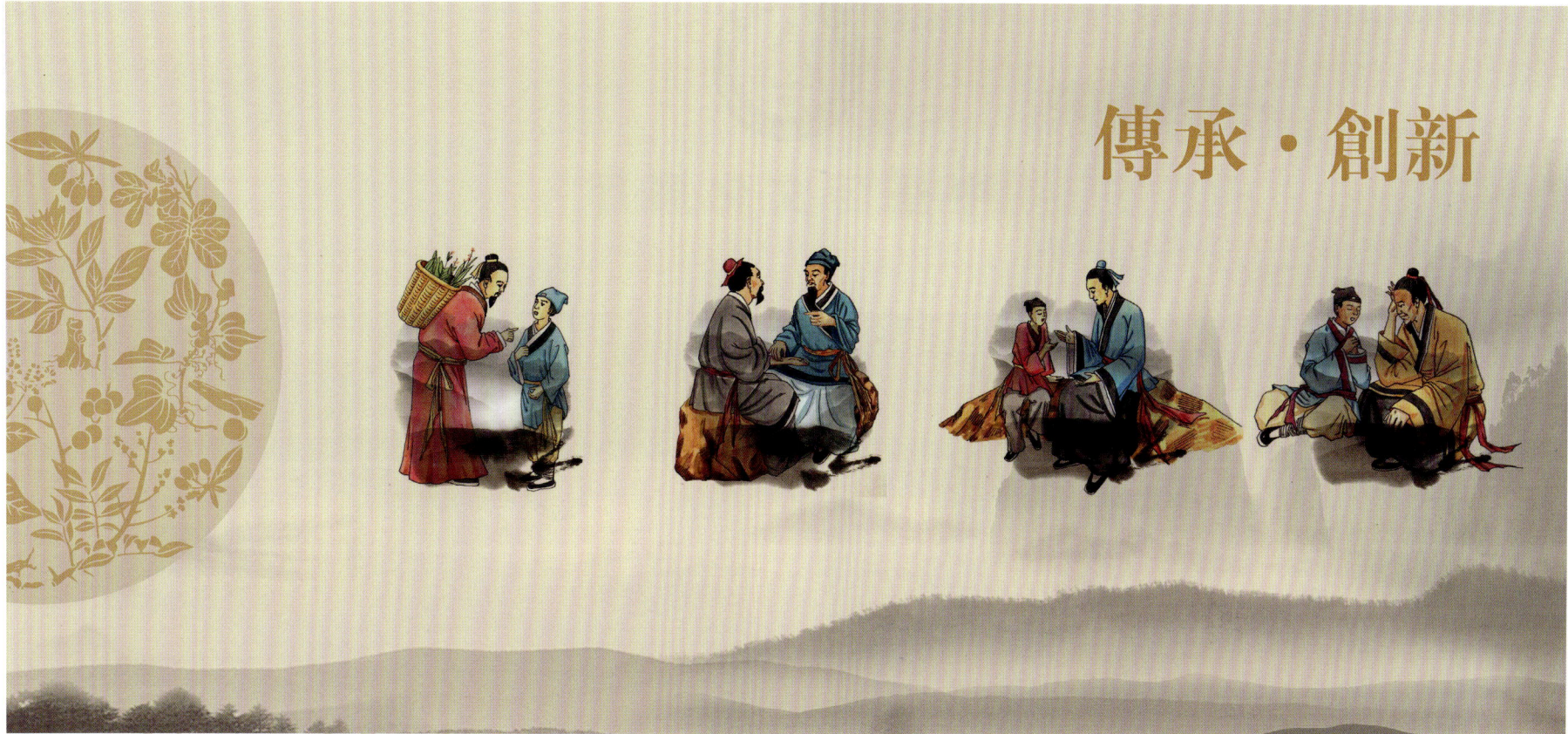

傳承·創新

【文化展厅】

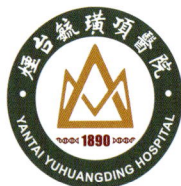

中医药文化展厅

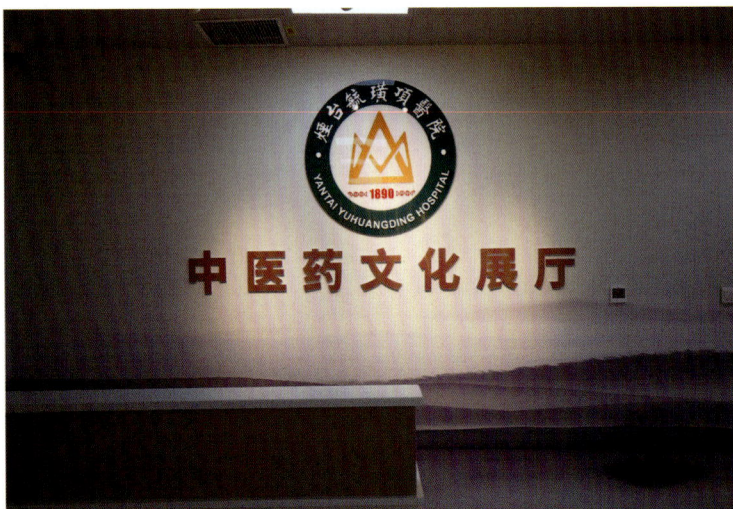

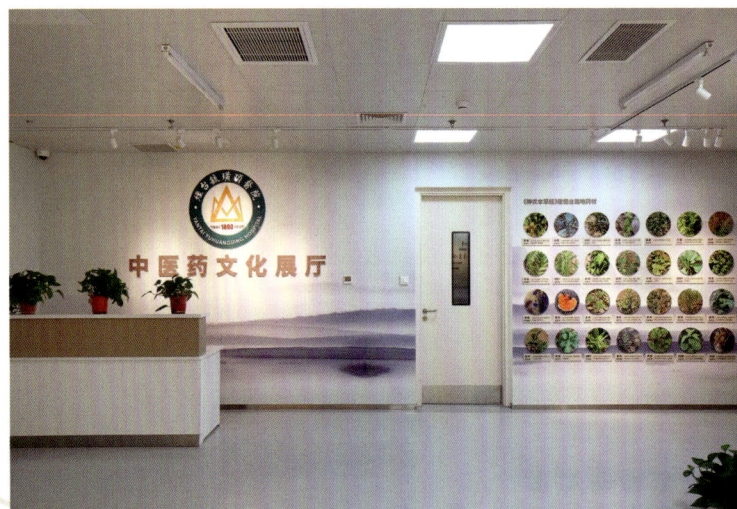

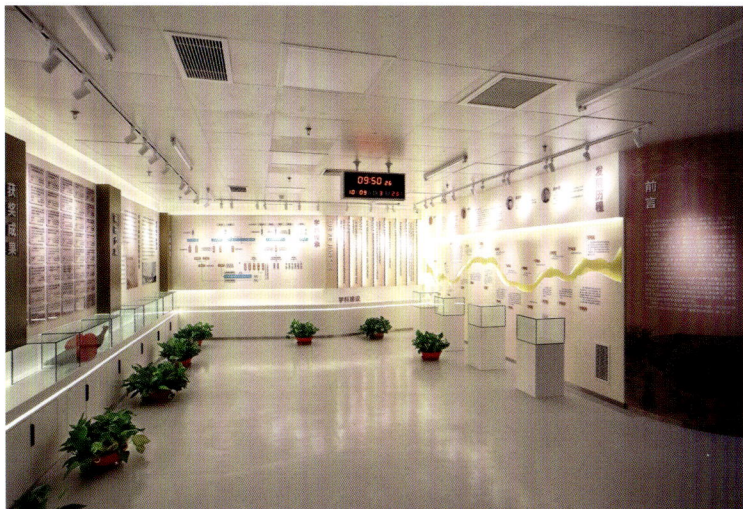

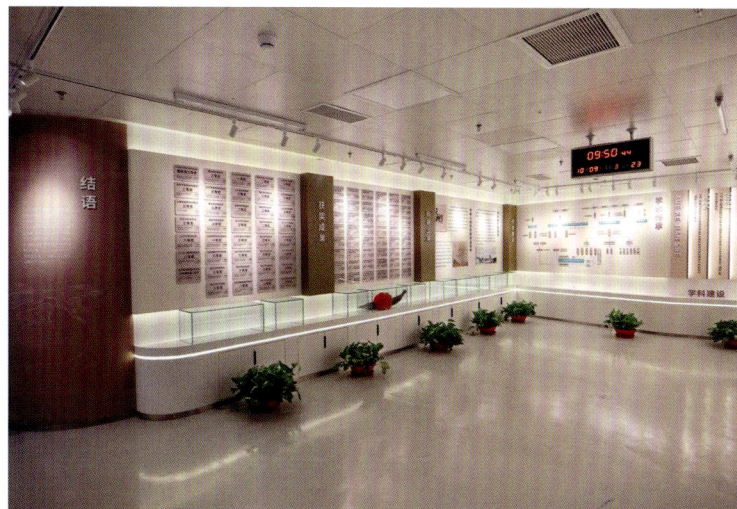

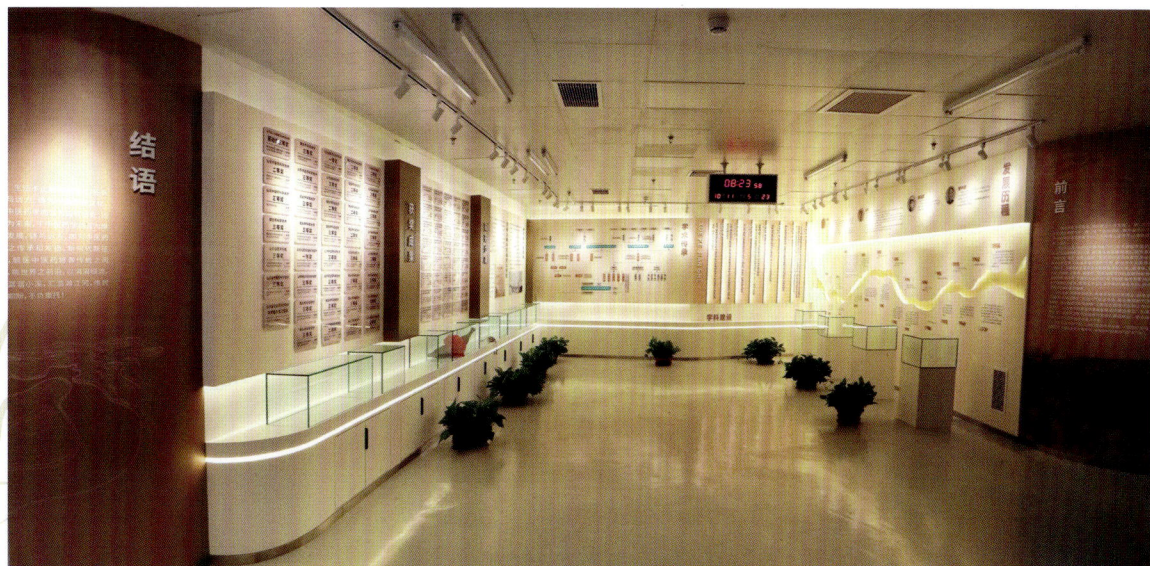

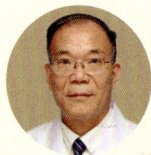

邹 勇

1965 年 9 月生，山东牟平人。主任医师，3 级教授，硕士研究生导师。

全国中医临床优秀人才，全国"最美中医"，山东省名中医，山东省五级师承项目指导老师。国家中医药管理局"十二五"重点学科老年病科学科带头人，山东省中医药重点学科带头人，长春中医药大学五运六气研究所特聘专家。兼任中华中医药学会内科分会常务委员，中华中医药学会内经分会常务委员，中华中医药学会综合医院中医药工作专业委员会常务委员，中国中医药信息研究会干支象数分会副会长，山东省中医药学会内科、老年病、五运六气、综合医院中医药工作专业委员会副主任委员。

在继承经典理论的基础上，构建老年精气衰理论，创新天地人病时系统辨证理论，创制五运六气临证方药，提出客观运气学假说等。善治内科疑难杂病，老年病从体质论治，对心脑血管疾病、消化疾病、肿瘤疾病、焦虑抑郁症等有独到的研究。获省市级科技进步奖 12 项，发表学术论文 100 余篇，出版《五运六气入门与提高十二讲》《三因司天方解读》《五运六气经典理论导读》《邹勇天地人病时系统辨证》《零起点学五运六气》《桂林古本〈伤寒杂病论〉解读》等专著 10 余部。

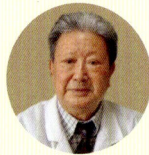

田 文

1933 年 8 月生，山东荣成市人，主任医师，教授。

1954 年毕业于山东医学院，1961 年毕业于山东中医学院；1972 年任烟台毓璜顶医院中医科主任，1975 年 5 月任烟台毓璜顶医院副院长；1988 年 8 月任院长兼党委书记；1991 年创建烟台市中西医结合研究所并兼任所长；1997 年 12 月离休。

兼任中国时间生物学医学会副理事长，《山东医学》《山东中医杂志》编委等。烟台市科技拔尖人才，1991 年首批享受国务院特殊津贴专家，1995 年被山东省卫生厅、人事厅确定为山东省老中医药专家经验继承工作指导老师，2002 年被国家中医药管理局、人事部确定为第三批全国老中医药专家学术经验继承工作指导老师，2003 年被评为山东省名中医药专家，2009 年被评为烟台市十大医界名人，2014 年被评为山东省名老中医药专家。

田文教授从事中西医结合临床实践工作 60 余载，对中老年心脑血管疾病、慢性胃炎、消化性溃疡、妇科疑难杂病积累了丰富的经验，提出"老年气衰"理论，研究时间医学，获省、市级科技进步奖 5 项，发表论文 30 余篇，出版专著 7 部。

2013

12 月，邹勇任中医中西医结合科主任，编制床位 47 张，实际开放 63 张。科室设中医老年病、中医脑病、中医心病、中医肿瘤四个亚专业组，采取师承带教、研究生教育等方式，建立了梯队完备的学科人才队伍。以老年胸痹心痛、心衰、心悸、痴呆、肿瘤等为主要研究方向，开展临床、教学、科研等学科建设。科室成为山东中医药高等专科学校、滨州医学院、青岛大学青岛医学院、山东中医药大学教学单位，以及滨州医学院、青岛大学青岛医学院、山东中医药大学研究生培养单位。杨军、宋西成、李琴为山东中医药大学博士生导师，邹勇、李琴、王利、郑一分别为山东中医药大学、青岛大学青岛医学院、滨州医学院硕士生导师。

"田文国家级名老中医工作室"获国家中医药管理局批准。邹勇入选山东省名中医药专家。

2005

科室搬入新病房大楼西区九楼，改称中西医结合外宾保健科，编制床位 47 张，鞠建伟任科主任。

12 月，梁绪国任科主任。

2003

田文、周世章入选山东省名中医药专家。

2000

中医科、中西医结合病房合为一个科室，床位 25 张。

1994

李国臣任中医科主任。

王新奉任中西医结合病房主任。

2023

王利入选山东省中医药高层次人才－学科带头人项目，牵头成立烟台市综合医院及专科医院中西医结合医疗质控中心，该中心挂靠烟台毓璜顶医院。

2017

获批"邹勇山东省名中医工作室"。

科室在全国综合医院中医科中排名第 24 位。

邹勇被中华中医药学会评为全国"最美中医"。

2024

郑一副主任牵头成立山东中医药学会中和医派研究委员会，郑一任主任委员。丛佳林、袁源入选齐鲁扁仓杰出青年人才。

2022

获批"烟台市王利党员名医工作室"，高玉红、宋世庆入选山东省名中医药专家。

2014

10 月，成立中医中西医结合教研室，邹勇任主任。

2010

7 月，中西医结合外宾保健科改称中医中西医结合科，梁绪国任主任，烟台市中西医结合研究所撤销。

2004

6 月，中西医科改称中医中西医结合科，鞠建伟任科主任。开设中西医结合肾病门诊，利用大肠灌洗仪等开展慢性肾衰的中西医结合特色治疗，并牵头成立山东中西医结合学会肾脏病专业委员会，鞠建伟任主任委员。

2002

4 月，赵锡堂任烟台市中西医结合研究所所长，中医科并入中西医结合科，研究所副所长鞠建伟任科主任。

田文当年被国家中医药管理局、人事部确定为第三批全国老中医药专家学术经验继承工作指导老师，继承人为邹勇、顾友谊。

1995

2 月，田文、周世章被山东省卫生厅、山东省人事厅确定为山东省老中医药专家学术经验继承工作指导老师，田文继承人为刘济跃，周世章继承人为潘承业、鞠建伟。

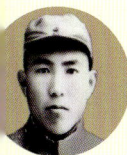

侯玉庭

1917年9月生，山东乳山人。

1959年至1990年，在烟台毓璜顶医院中医科工作，对消化、风湿、妇科等疑难杂症有独到的诊疗见解。著《侯玉庭验案摘录》。

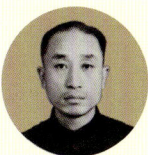

徐中经

1912年12月生，山东牟平人，中共党员。

1956年11月由烟台第五联合诊所调入烟台毓璜顶医院；1962年任中医科副主任；1968年任科主任。

精通《黄帝内经》《伤寒论》《金匮要略》等经典著作及各家学说，具有丰富的临床经验。

发展历程

1956

烟台毓璜顶医院中医科创建，创始人徐中经。当时有中医2人，开设门诊，应用传统中医诊疗技术诊治内、外、妇、儿、五官科等常见病、多发病，尤善治内、外、妇科疑难杂症，年门诊量6926人次。

1968

周世章任中医科主任。

1975

设中西医结合儿科病房，设床位15张。

1984

周建衡出版《幼科条辨》。

1990

中医科室成为山东省中医药重点专科。

1991

12月27日，烟台市中西医结合研究所成立，田文院长兼任所长、李彦杰任副所长。编制20人，下设电生理室、中西医结合病房（床位20张）、中药制剂研究室。刘济跃研制的"太极周天治疗仪"获中国首届专利新技术新产品博览会金奖。

1985

周世章任中医科主任。

1978

梁清桂任中医科主任，同年烟台毓璜顶医院被卫生部评为中西医结合先进单位。

1969

5月，田文由中国中医研究院调回烟台毓璜顶医院中医科工作，1972年任中医科主任，中医科设床位35张。

1959

4月，中医科建立病房，设床位30张，有医师3人。收治中风后遗症、胸痹、水肿、痹症、鼓胀、消渴、咳喘、胁痛、崩漏、肠痈等内、外科、妇科慢性病种，年收治住院患者260人以上。

5月11日，烟台市中医研究所成立，附设于烟台专区毓璜顶人民医院。

前言

对联："毓秀钟灵地不爱宝，璜琼璞玉山自生辉。""毓"为蕴养生机，聚天然秀气于一隅；"璜"为阴阳调和，集内涵光华于一身，故毓璜顶自古即有"四方之迁客骚人遂无不以游斯境为幸"之盛名。

丙申年二月，徐中经开建中医门诊，起笔毓医中医药文化。侯玉庭深耕科室31载，著《侯玉庭验案摘录》。田文首提"老年气衰"理论，荣膺第三批全国老中医药专家学术经验继承工作指导老师、山东省名老中医药专家、烟台市十大医界名人等称号，为烟台首批享受国务院政府特殊津贴专家。梁清桂、周世章、李国臣、王新奉、鞠建伟、梁绪国等带领科室披荆斩棘、奋进拼搏，刘济跃"太极周天治疗仪"获中国首届专利新技术新产品博览会金奖，科室成为山东省中医药重点专科，获得省市科技进步奖20余项。

癸巳年末，邹勇传承接力，构建老年精气衰理论，创天地人病时系统辨证理论、五运六气临证方药，提出客观运气学假说等，烟台毓璜顶医院获得"全国综合医院中医药工作示范单位""山东省中西医协同旗舰医院试点建设单位"称号，科室获得"首批国家中西医协同旗舰科室试点建设单位"，老年病专科成为国家中医药管理局重点学科。

流年岁月，生生不息。让我们走进时光长廊，一同回忆那段花谢花开、云卷云舒的光荣岁月，看看那时那景的"他"和"她"。

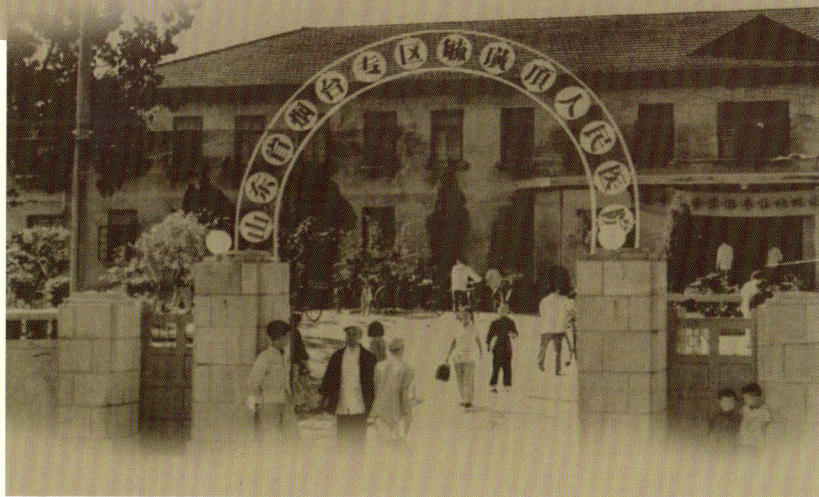

学科建设

2012
烟台毓璜顶医院中西医结合科获批山东省中医药服务能力提升工程项目第四批中医药重点专科建设项目心血管科，于2016年通过验收；老年病学成为国家中医药管理局「十二五」国家中医药重点学科建设单位，于2019年通过国家中医药管理局验收。

2013
烟台毓璜顶医院获得「全国综合医院中医药工作示范单位」的荣誉称号。

2014
获批山东省中医药重点学科脑病科，于2020年通过验收。

2016
获批烟台市「十三五」中医药重点专科护理学建设单位；山东省「十三五」中医药重点专科肿瘤科建设单位，于2021年通过验收。

2021
12月，获批山东省中医药重点专科心血管科、肿瘤科、护理学建设单位。

2023
8月，烟台毓璜顶医院被山东省卫健委批准为首批山东省中西医协同「旗舰」医院试点建设单位。

2024
7月，中医中西医结合科被国家中医药管理局批准为首批国家中西医协同「旗舰」科室试点建设单位。

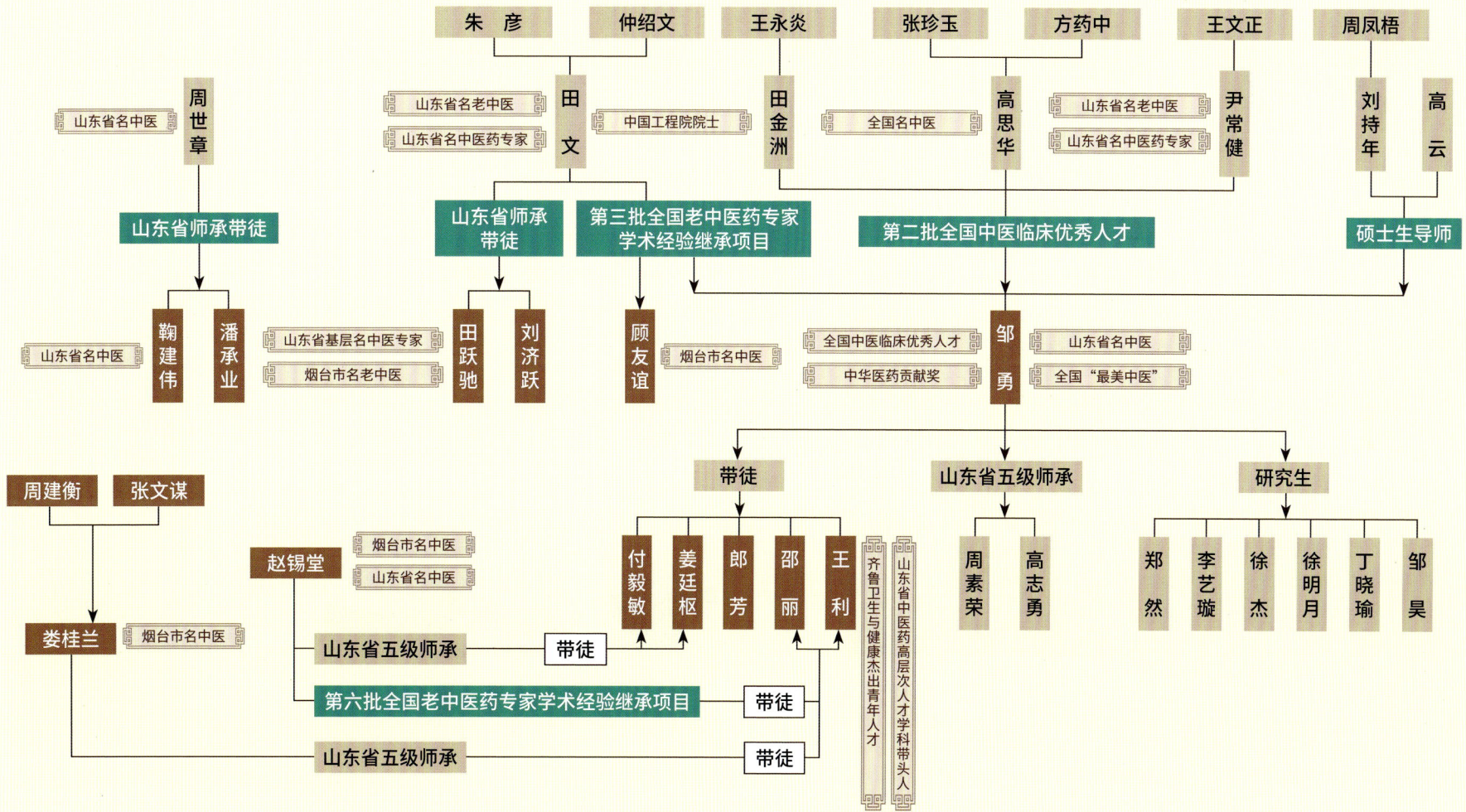

【学术传承】

朱 彦　　仲绍文　　王永炎　　张珍玉　　方药中　　王文正　　周凤梧

山东省名老中医
山东省名中医药专家

田文

中国工程院院士

田金洲

全国名中医

高思华

山东省名老中医
山东省名中医药专家

尹常健

刘持年　高云

周世章

山东省名中医

山东省师承带徒

山东省师承带徒

第三批全国老中医药专家
学术经验继承项目

第二批全国中医临床优秀人才

硕士生导师

鞠建伟　潘承业

山东省名中医

田跃驰　刘济跃

山东省基层名中医专家
烟台市名老中医

顾友谊

烟台市名中医

邹勇

全国中医临床优秀人才
中华医药贡献奖

山东省名中医
全国"最美中医"

周建衡　张文谋

赵锡堂

烟台市名中医
山东省名中医

带徒

山东省五级师承

研究生

娄桂兰

烟台市名中医

山东省五级师承

带徒

第六批全国老中医药专家学术经验继承项目

带徒

山东省五级师承

带徒

付毅敏　姜廷枢　郎芳　邵丽　王利

齐鲁卫生与健康杰出青年人才

山东省中医药高层次人才学科带头人

周素荣　高志勇

郑然　李艺璇　徐杰　徐明月　丁晓瑜　邹昊

学术理论

天地人病时系统辨证理论

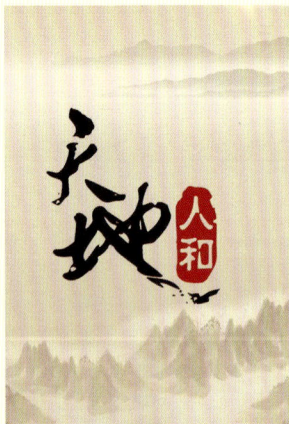

在学习经典和名老中医学术经验的基础上，结合临床实践，邹勇提出"天、地、人、病、时系统辨证"理论并用以指导临床实践。所谓天地人病时系统辨证，"天"指天时（五运六气），"地"指不同的地域和地势，"人"指体质等内在因素，"病"包含了病史、病象、病因、病机等内涵，"时"指发病时间、疾病转化时间及人体气血运行时间等。"天、地、人、病、时系统辨证"理论方法可以将目前所有的临床辨证方法包含其中而灵活应用，可以明显提高临床疗效。

五运六气理论体现了中医学天人相应学术思想，以天地人之气相感，探讨天地人之变与化，不正常的交感变化使人产生疾病，反映于人的脏腑经络、三阴三阳、气血阴阳变化，表现为寒热虚实等系列病理反应，归之于病脉证象并确定有效的治疗方法。邹勇根据《黄帝内经》五运六气理论和《神农本草经》药性理论等，创制五运六气临证方药，应用于临床治疗和养生保健，都收到了满意的效果。

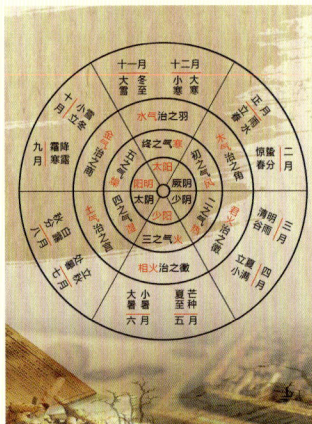

老年精气衰理论

田文首先提出"老年气衰"观点，指出老年人的生理特点主要为整体机能衰退或低下，即"气衰"为本。治疗老年病必求于本，在辨证论治的基础上重点提高脏器的功能。

邹勇继承并发展了田文的学术思想，进一步提出并完善了"老年精气衰"理论，指出"精气衰"是衰老过程中的具体表现。中医认为，肾为先天之本，脾为后天之本，《素问·上古天真论》强调人的衰老始自阳明脉衰和肾脏衰；《灵枢·天年》认为人在50岁以后，五脏相继衰退。《黄帝内经》云"夫精者，身之本也""阳气者，若天与日，失其所则折寿而不彰"。邹勇在《黄帝内经》理论基础上，指出老年人阴阳气血、五脏六腑精气功能衰退，痰浊、瘀血等既是衰老及老年病过程的病理产物，又是致衰生病的重要因素，虚实夹杂导致多种老年病，以此为指导开展老年病患者临床治疗和养生保健，丰富了老年病的临床经验和学术理论。

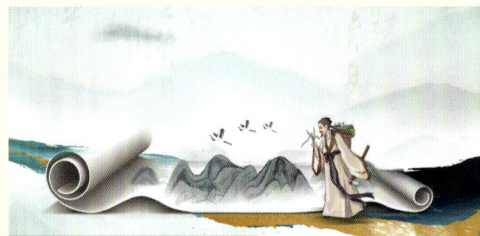

梁绪国	药物对脑钠肽影响的基础研究及心脏手术前后 Tei 指数、脑钠肽等变化	山东省科技厅	2006—2012	山东省科技发展计划
王学新	针与运动手法治疗偏瘫足下垂对比观察	烟台市科技局	2008—2010	烟台市科技局计划课题
于国华	褐藻多糖硫酸酯对人肾小管上皮细胞间质转分化影响的实验研究	山东省中医药管理局	2009—2011	山东省中医药科技发展计划
周素荣	清热解毒补肾方治疗系统性红斑狼疮的实验和临床研究	山东省中医药管理局	2009—2011	山东省中医药科技发展计划
梁绪国	心康胶囊对心绞痛及血管内皮细胞作用的机理研究	烟台市科技局	2009—2012	烟台市科技攻关课题
邹 勇	醒智散治疗血管性痴呆的机理研究	烟台市科技局	2010-2012	烟台市科技局计划课题
邹 勇	醒智颗粒治疗血管性痴呆的临床研究	山东省中医药管理局	2011	山东省中医药科技发展计划项目
成 瑜	八宝丹单药及联合顺铂对肺肿瘤细胞株 VX2 凋亡诱导作用的研究	烟台市科技局	2012	烟台市科学技术发展计划（第一批）
梁绪国	介入术后冠心病实用性随机对照的临床研究	山东省中医药管理局	2012—2014	中医药行业科研专项
梁绪国	介入术后冠心病实用性随机对照的临床研究	山东省中医药管理局	2012—2013	中医药行业科研专项
宫 鑫	高血压患者抑郁情绪的筛查及其与炎症因子和血管紧张素 2 的相关性研究	山东省卫生厅	2013	山东省医药卫生科技发展项目
顾友谊	脑中风发病与二十四节气的节律研究	山东省卫生厅	2013	山东省中医科技计划项目
孙永旭	痰热清注射液安全性再评价	山东省卫生厅	2013	山东省中医科技计划项目
邹 勇	老年痴呆症中西医结合防治研究	山东省卫生厅	2013	山东省中医科技计划项目
邵 丽	八宝丹治疗原发性胆汁性肝硬化的临床及实验研究	山东省卫生厅	2013	山东省中医科技计划项目
王少坤	中药干预系统性红斑狼疮使用激素及免疫抑制剂致卵巢早衰的临床研究	山东省卫生厅	2013.7—2015.12	山东省中医科技计划项目
刘爱娜	八宝丹在非小细胞肺癌的临床及实验研究	山东省卫生厅	2013	山东省中医科技计划项目

宋西成	清热消炎合剂对鼻咽癌放射增效机制研究	山东省卫生厅	2013	山东省中医科技计划项目
付毅敏	醒智颗粒治疗血管性痴呆的基础研究	山东省卫生厅	2013	山东省中医科技计划项目
马智刚	狗舌草提取物对多发性骨髓瘤 U266 细胞株细胞周期调控通路干预的研究	山东省卫生厅	2013	山东省中医科技计划项目
宫鑫	高血压患者抑郁情绪的中药干预筛查及其与炎症因子和血管紧张素 2 的相关性研究	山东省卫生厅	2013—2014	山东省中医科技计划项目重点项目
李琴	一氧化碳中毒后脑损伤的发病机制及丁苯肽的神经保护作用	山东省卫生厅	2014	山东省医药卫生科技发展计划项目
刘敬文	优化临床实践教学进程效果分析（实习学生阶段性培养）	山东中医药大学	2014—2015.4	山东中医药大学 2014 年临床实践教学改革立项项目
邹勇	中医临床思辨培养模式	山东中医药大学	2014—2015.4	山东中医药大学 2014 年临床实践教学改革立项项目
马智刚	狗舌草提取物对多发性骨髓瘤 U266 细胞株细胞周期调控通路干预研究	烟台市科技局	2014—2016	2014 烟台市科技发展计划
宫鑫	丹栀逍遥丸干预高血压抑郁情绪患者降压作用的机理研究	烟台市科技局	2014—2016	2014 烟台市科技发展计划
王利	缺血性中风后认知损害（非痴呆）的临床筛查及芪龙益智颗粒的临床干预研究	山东省卫计委、山东省中医药管理局	2015.7—2017.6	山东省中医药科技发展计划
姜廷枢	中药复方银芪参贝颗粒含药血清对 TGF-β1 诱导的肺上皮细胞间质转化的影响及其机制的实验研究	山东省卫计委、山东省中医药管理局	2015.7—2018.6	山东省中医药科技发展计划
石存现	穿心莲内酯对体外循环心脏手术术后认知功能障碍的影响及其相关机制的代谢组学研究	山东省卫计委、山东省中医药管理局	2015.7—2017.12	山东省中医药科技发展计划
徐建锋	参麦注射液对慢性肺源性心脏病心肌重构的影响	山东省卫计委、山东省中医药管理局	2015.7—2018.6	山东省中医药科技发展计划
邹慎春	芹菜素对哮喘小鼠气道炎症、重塑抑制作用及机制研究	山东省卫计委、山东省中医药管理局	2015.7—2018.6	山东省中医药科技发展计划
潘维忠	NF-κB 相关炎症因子信号通路在川芎嗪单肺通气肺损伤保护动态变化的研究	山东省卫计委、山东省中医药管理局	2015.7—2018.6	山东省中医药科技发展计划
李琴	醒智益脑颗粒治疗一氧化碳中毒脑损伤的可行性分析	山东省卫计委、山东省中医药管理局	2015.7—2017.12	山东省中医药科技发展计划

李新娜	人参皂苷联合叶酸、维生素 B$_{12}$ 抑制亚砷酸钠诱导内皮细胞凋亡的作用研究	山东省卫计委、山东省中医药管理局	2015.7—2017.12	山东省中医药科技发展计划
邹　勇	北京地区气象变动规律及其与疾病发生关联性研究	北京中医药大学基础医学院	2015	国家自然科学基金（合作）
邹　勇	中医脉诊信息计算机采集压力规范化关键技术研究	中国中医科学院医学实验中心	2016	国家自然科学基金（合作）
田行瀚	甘草中 4 种有效成分（甘草查尔酮 B、甘草查尔酮 C、甘草查尔酮 D 和刺甘草查尔酮）联合使用对心脏的保护作用	烟台市科技局	2016.1—2018.12	烟台市重点研发计划
李　琴	Nrf-2/ARE 信号通路在一氧化碳中毒脑损伤中的作用机制及靶向治疗的可行性研究	国家自然科学基金委员会	2016.1—2019.12	国家自然科学基金面上项目
邹　勇	基于数据分析的干支运气与人体质及疾病罹患关系研究	国家自然科学基金委员会	2016.1—2019.12	国家自然科学基金（第二位）面上项目
李　琴	急性一氧化碳中毒大鼠海马损伤的分子机制及 NgR1 靶向治疗的可行性研究	山东省科技厅	2016.12—2018.11	山东省自然科学基金项目
邹　勇	醒智益脑颗粒基于 Nogo/NgR 信号通路在一氧化碳中毒后认知功能障碍发病中的分子机制研究	山东省科技厅	2017.8—2019.12	山东省自然科学基金联合专项
邹　勇	醒智益脑颗粒基于 Nogo/NgR 信号通路在一氧化碳中毒后认知功能障碍的可行性研究	山东省中医药	2017.1—2018.12	山东省中医药科技发展计划
李杰萍	中药外敷预防 PICC 导管相关性血栓的可行性分析	山东省中医药	2017.1—2018.12	山东省中医药科技发展计划
李　琴	基于 Nogo/Rho 信号通路探讨急性 CO 中毒脑损伤的分子机制及光感调控的可行性分析	山东省科技厅	2018.1—2019.12	山东省重点研发计划项目
李　琴	负载 Nrf2 基因的长循环 mPEG-PLGA 纳米微粒的制备及其靶向治疗急性一氧化碳中毒脑损伤的可行性研究	山东省科技厅	2021.1—2023.12	山东省自然科学基金面上项目
戴皇冠	调更益精汤对环磷酰胺诱导的卵巢早衰小鼠颗粒细胞凋亡的影响及机制研究	山东省卫生健康委员会	2021.11—2023.10	山东省中医药科技项目

李琴	改性 SFN-mPEG-PLGA 纳米粒经 Nrf2/ARE 通路靶向治疗一氧化碳中毒脑损伤的机制研究	国家自然科学基金委员会	2021.1—2024.12	国家自然科学基金面上项目
王利	基于网络药理学和分子生物学探讨醒智益脑颗粒改善轻度认知功能障碍的作用机理	山东省卫生健康委员会	2022.8—2025.7	山东省中医药科技项目
丛佳林	基于 5-HT/cAMP/PKA 通路介导的神经内分泌探讨佛香散干预糖尿病胃轻瘫的机制研究	山东省卫生健康委员会	2022.8—2025.7	山东省中医药科技项目
郑一	直流感应电定向透穴疗法治疗面神经炎的临床研究	山东省卫生健康委员会	2022.8—2025.7	山东省中医药科技项目
侯振彦	基于 p53/Nrf2 crosstalk 调控肝脏转运体探讨雷公藤肝毒性及甘草配伍减毒机制	国家自然科学基金委员会	2020.1—2022.12	国家自然科学基金青年基金项目
袁源	基于脑肠轴探讨头针联合腹针对糖尿病合并缺血性脑卒中预后的影响机制及预后模型的建立	山东省卫生健康委员会	2023.8—2025.7	山东省中医药科技项目
杜安业	基于 TLR4/MyD88/NF-κB 通路的炎症调控作用探讨黄芪保心汤抗动脉粥样硬化的效应机制研究	国家中医药管理局科技司	2023	国家中医药管理局科技司共建科技项目
邹勇	缺血性中风"病证结合"早期干预方案的临床评价研究	北京中医药大学东直门医院	2017	"十二五"国家科技支撑计划课题（分中心）
邹勇	急性缺血性中风中医药中医药早期救治方案的循征评价研究	北京中医药大学东直门医院	2020	国家"十三五"重点研发项目（分中心）

序号	年度	主持人	项目	奖项	等级
1	1986	田 文	冠心病患者对中药"时心灵"时辰敏感性的临床研究	山东省科技进步奖	二等奖
2	1992	田 文	脑中风发病运气节律与气象天文相关性分析	山东省科技进步奖	三等奖
3	1997	王 征、邹 勇	肾泰对慢性肾小球肾炎的临床观察及实验研究	山东省科技进步奖	三等奖
4	1998	曲滋玲、邹 勇	小儿肺炎糖浆治疗小儿急性肺炎的临床和实验研究	山东省科技进步奖	三等奖
5	1998	赵锡堂	中西医结合抢救急性心肌梗塞（AMI）的临床与实验研究	山东省科技进步奖	二等奖
6		王新奉	中药时心灵口服液治疗左室舒张功能减退临床研究	烟台市科技进步奖	三等奖
7		杨 军	病毒性心肌炎患者心功能的昼夜节律及对中药制剂时间敏感性的临床研究	烟台市科技进步奖	三等奖
8	1999	邹 勇	胃炎合剂对慢性萎缩性胃炎的研究	山东省医学科技进步奖	三等奖
9		王新奉	消渴挂面对非胰岛素依赖性糖尿病降糖作用观察	烟台市医学科技进步奖	二等奖
10	2001	薄守波	肾宁合剂对 IgA 肾病的临床研究	烟台市科技进步奖	二等奖
11	2002	鞠建伟	肾衰灵对慢性肾功衰竭的研究	烟台市科技进步奖	二等奖
12	2003	邹 勇	胃康颗粒的临床及实验研究	烟台市科技进步奖	二等奖
13		王新奉	烟台市冬泳者动脉硬化危险因素四季变化观察	烟台市科技进步奖	三等奖
14	2003	钟百灵	愈精颗粒治疗男性不育症作用及机理研究	烟台市科技进步奖	三等奖
15	2005	邹 勇	理脾助化调脂汤的临床及实验研究	烟台市科技进步奖	三等奖
16	2007	钟百灵	益肾颗粒治疗肾衰竭及对肾纤维化影响因素的相关性研究	烟台市科技进步奖	三等奖
17	2007	梁绪国	芪冬通脉丸对心绞痛及血管内皮细胞作用机理研究	山东省药学会科学技术奖	一等奖
18				山东省医学科技创新成果奖	三等奖
19	2008	梁绪国	药物干预对血管平滑肌及内皮细胞作用的分子生物学研究	山东省科技进步奖	三等奖

序号	年度	主持人	项目	奖项	等级
20	2008	梁绪国	药物干预对血管平滑肌及内皮细胞作用的分子生物学研究	山东省药学会科学技术奖	二等奖
21			药物干预在动脉粥样硬化形成过程中作用的分子生物学及临床的研究	烟台市科技进步奖	二等奖
22		薄守波	藻黄胶囊Ⅱ号延缓慢性肾功能衰竭进展的实验及临床研究	烟台市科技进步奖	三等奖
23	2009	邹 勇	胃康颗粒对慢性萎缩性胃炎的作用机理研究	山东中医药科学技术奖	三等奖
24		鞠建伟	藻黄胶囊Ⅲ号延缓慢性肾功能衰竭作用机理的研究	山东中医药科学技术奖	三等奖
25				烟台市科技进步奖	三等奖
26		邹 勇	调肝清心冲剂治疗室性早搏的临床研究	山东省保健协会科学技术奖	二等奖
27	2010	邹 勇	胃康颗粒对慢性萎缩性胃炎作用机理的研究	烟台市科技进步奖	三等奖
28		王学新	针刺颈夹脊穴调控大鼠颈椎间盘退变细胞外基质的研究	山东中医药科学技术奖	三等奖
29	2011	梁绪国	脉平对实验性大鼠脑缺血再灌注损伤的作用及机理探讨	烟台市科技进步奖	三等奖
30		王学新	针刺颈夹脊穴调控大鼠颈椎间盘退变细胞外基质的研究	烟台市科技进步奖	三等奖
31	2012	梁绪国	脉平对实验性大鼠脑缺血再灌注损伤的作用及机理探讨	省药学会科学技术奖	一等奖
32				山东中医药科学技术成果奖	三等奖
33	2014	宋孚霞	脑脊液早期分泌性结核抗原及炎症因子在结核性脑膜炎诊断中的意义	烟台市科技进步奖	三等奖
34		邹 勇	醒智颗粒对肝肾阴虚型血管性痴呆的疗效评定	烟台市科技进步奖	三等奖
35		宋孚霞	脑脊液结核抗原、T细胞及炎症因子在结核性脑膜炎诊断中的意义	山东省心功能研究会科技创新奖学	基础类三等奖
36	2015	邹 勇	醒智散治疗血管性痴呆的机理研究	山东中医药科学技术奖	二等奖
37			《田文学术经验集》	山东中医药科学技术奖	三等奖
38			醒智颗粒对肝肾阴虚型血管性痴呆的疗效评定	烟台市科学技术奖	三等奖
39	2018	李 琴	一氧化碳中毒后脑损伤的发病机制及丁苯肽的神经保护作用	山东省医学科技奖	三等奖
40		邹 勇	老年痴呆症中西医结合防治研究	山东省中医药科学技术	三等奖
41	2019	邹 勇	《五运六气入门与提高十二讲》	山东省中医药科学技术奖	学术著作类三等奖

【结语】

生活不止眼前的苟且，还有诗与远方。诗为中国传统文化，于中医药而言为过往历史；远方是未来，于中医药而言为继承发展。诗与远方，即为中医药之传承和发扬。新时代新征程，毓医中医人将袭传统之风韵，眺世界之前沿，以涓涓细流，成潺潺小溪，汇浩瀚江河，唯民众期盼，不负重托！

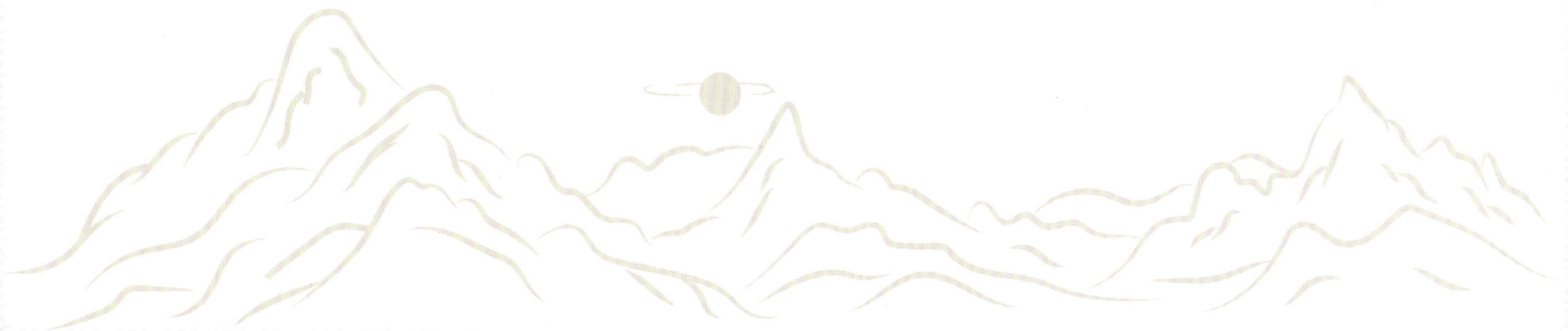

科室篇

在院领导的亲切关怀下，在毓医中医人的共同努力下，烟台毓璜顶医院中医中西医结合科不断发展壮大，名医专病门诊、睡眠管理中心、治未病中心蓬勃发展，视患者为亲人，全心全意为人民健康服务！

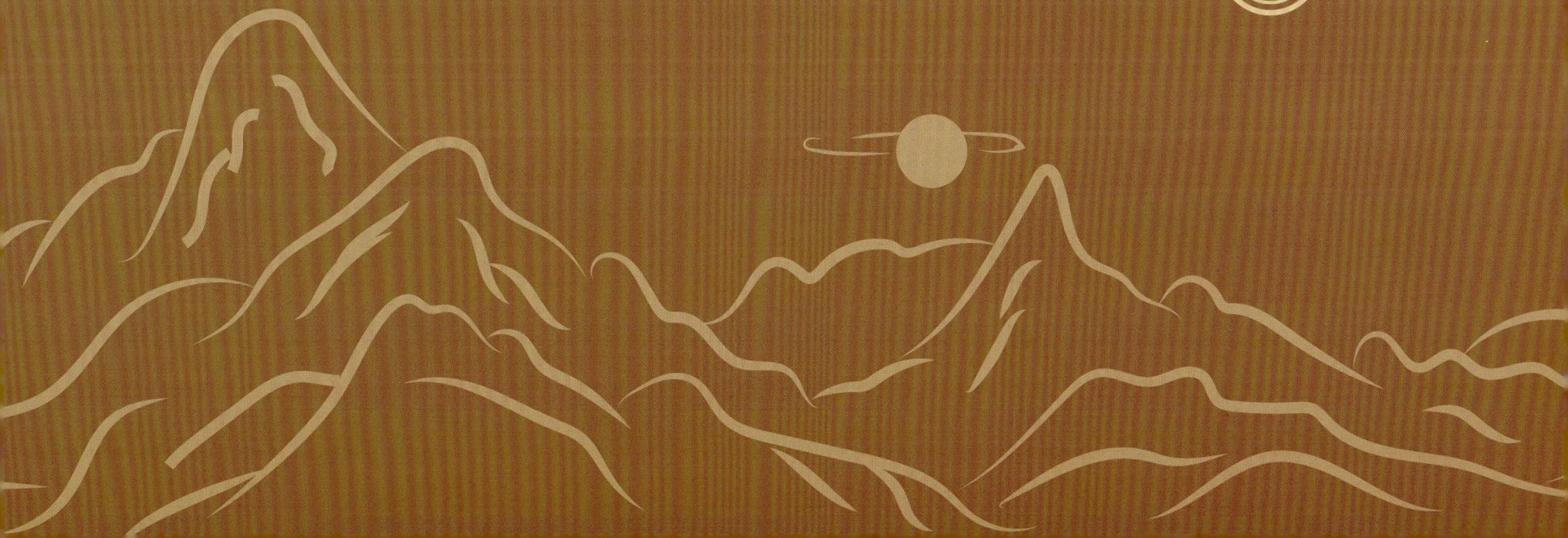

中醫中西醫結合科

KE SHI JIAN JIE

传承岐黄 — 弘扬国粹

科室简介

医
仁术也
仁人君子
必笃于情

烟台毓璜顶医院是全国综合医院中医药工作示范单位，山东省中西医协同"旗舰"医院试点建设单位。

烟台毓璜顶医院中医中西医结合科是国家中西医协同"旗舰"科室（建设项目）单位。该科室包含以下重点专科：国家中医药管理局"十二五"重点学科老年病科、山东省中医药重点学科脑病科、山东省中医药重点专科心血管科和肿瘤科。该科室是山东中医药大学临床教学基地，青岛大学青岛医学院、滨州医学院、山东中医药高等专科学校等临床教学单位，承担专科、本科、研究生教育工作。科室设中医中西医结合教研室、中医临床研究室、中医实验室、党员名医工作室、名老中医传承工作室、中医学术流派传承工作室、药膳研究室等；分别在院本部及莱山院区设有门诊和病区，门诊开设名中医专家门诊，中医、中西医结合老年病、心病、脑病、健忘、睡眠、肿瘤、脾胃病、乳腺病、肾病、高血压、糖尿病、肥胖、治未病、药膳、中医护理等专科、专病门诊，病区设老年病、脑病、心血管、肿瘤四个专业组。科室以心脑血管疾病、肿瘤病、老年病等为临床研究重点，集治疗、康复、科研、教学、健康教育于一体，体现中医未病先防、已病防变、病后防复的思想，突出中医特色，形成"老年精气衰""天、地、人、病、时系统辨证"等学术理论体系。

科室现有医护人员46人，其中博士8人，硕士16人，主任医师5人，副主任医师8人，主治医师3人，医师11人，全国老中医药专家学术经验继承指导老师2人，山东省五级师承指导老师5人，山东省名老中医1人，山东省名中医5人，烟台市名中医2人，全国中医临床优秀人才2人，齐鲁卫生与健康领军人才1人，齐鲁卫生与健康杰出青年人才1人，山东省中医药高层次人才1人，齐鲁扁仓人才2人。全国老中医药专家学术经验继承人5人，山东省老中医药专家学术经验继承人6人。近年来获国家、省、市级科研立项20余项，获省市科技进步奖10余项，在省级以上刊物发表论文100余篇，其中SCI收录论文影响因子最高42分，出版著作20余部。

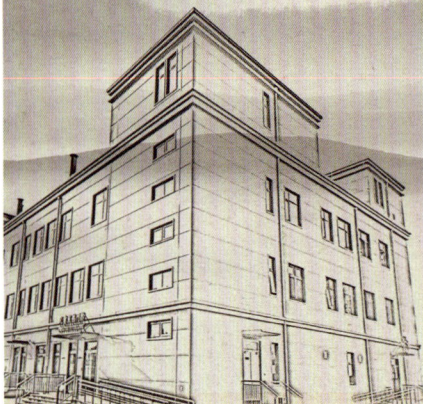

中医老年病专业

医
仁术也
仁人君子
必笃于情

中医老年病专业是国家中医药管理局"十二五"重点学科老年病科，传承发展"老年精气衰"理论并开展临床研究，建立"天、地、人、病、时系统辨证"理论体系，拓展临床新方案，为老年患者提供规范高效的医疗服务。

开展老年病康复治疗，促进老年病研究和科研成果转化，采用中医药特色疗法，改善老年患者生活质量。本专业组临床技术、科研团队实力雄厚，均为老年病相关专业博士、硕士研究生，拥有全国中医临床优秀人才1人、山东省名中医1人，齐鲁卫生与健康领军人才1人。国家级学会任职委员2人，省级学会任职副主任委员2人、委员3人。

获国家级课题项目4项，获省市级科研立项8项，省市级科技进步奖2项，发表学术论文30余篇，出版专著5部，编写教材12部。

特色治疗

● 根据"老年精气衰"理论，研究、治疗老年胸痹心痛、心衰、心悸、老年痴呆、帕金森病、脑动脉硬化等衰老性疾病及中风偏瘫的康复，研制醒智益脑颗粒等制剂。

● 运用辨"天、地、人、病、时"特点的系统理论精准治疗老年呼吸道感染性疾病。

● 采用中医中药、针灸放血及贴敷等多种疗法，治疗带状疱疹后遗神经痛、退行性骨关节病等疼痛性疾病。

中医肿瘤专业

医
仁术也
仁人君子
必笃于情

中医肿瘤专业是山东省中医药重点专科，以中西医结合为发展方向，突出中医治疗特色。运用"老年精气衰"理论及"天、地、人、病、时系统辨证"方法，针对常见肿瘤疾病开展临床及科学研究。

中医肿瘤专业组临床技术、科研团队实力雄厚，均为肿瘤病相关专业博士、硕士研究生，拥有第六批全国老中医药专家学术经验继承人1人，山东省名中医药专家学术经验继承人2人，齐鲁扁仓杰出青年人才1人。国家级学会任职委员3人，省级学会任职委员1人。

获省市级科研立项3项，发表学术论文10余篇，其中SCI收录论文3篇，出版专著3部，参与编写教材1部。

特色治疗

● 发挥中医"治未病"优势，对肿瘤高危人群及癌前病变人群进行筛查及早期干预。

● 运用"老年精气衰"理论及"天、地、人、病、时系统辨证"理论指导肿瘤治疗，提高临床疗效。

● 中西医结合综合治疗预防肿瘤转移和复发。

● 协同放、化疗，中医辨证论治增效，减少毒副作用。

● 对晚期肿瘤患者，延长带瘤生存期，改善生活质量。

● 药膳：针对肿瘤患者不同的体质和发病特点，辨证处方，开展药膳治疗。

● 脐疗法：通过隔姜灸配合自制药饼及脐部全息疗法，温中补虚，培元固本，通调阴阳，适用于肿瘤患者体质虚弱、手术放化疗所致腹泻、免疫力低下等病症。

● 穴位贴敷：以特色药剂敷贴人体穴位，激发经气，发挥止呕、止痛等治疗作用。

● 保健药枕：以个体化特色中药配方，结合经络调节和生物全息疗法，调节免疫，改善睡眠，增强体质。

中西医结合心血管专业是山东省中医药重点专科，以"天、地、人、病、时系统辨证"理论为指导，开展临床和科学研究，为患者制定个性化、标准化、精准化治疗方案，提供优质、高效、安全、价廉、规范的中医药服务。以冠心病（胸痹心痛）、心力衰竭（心衰）、高血压（眩晕）、心律失常（心悸）为优势病种，在中西医结合治疗顽固性高血压、冠心病、心力衰竭、心律失常、心肌病、高脂血症等方面具有独特优势和良好的临床疗效，同时积极开展中西医结合心脏康复指导，努力打造集预防、治疗、康复为一体的中医药特色服务体系。

本专业技术力量雄厚，均为心病相关专业博士、硕士研究生，国家级学会任职委员3人，省市级学会任职副主任委员2人、委员2人。

参与国家级课题1项，主持省市级科研立项4项，发表学术论文40余篇，其中SCI收录论文7篇，出版专著4部。

特色治疗

- 研制时心灵、心康胶囊、调肝清心冲剂等制剂治疗冠心病及经皮冠状动脉腔内成形术的术后状态。

- 高血压药枕：根据患者体质辨证配制个性化中药药枕，可直接作用于皮肤、黏膜、五官、九窍，通过经脉到达病所，變理脏腑、气血功能。

- 高血压足浴包：配制个性化中药足浴包，应用特色足疗仪，疏通经络，调和气血。

- 耳穴放血：清热泻火、清脑明目，治疗高血压引起的头痛、头晕等不适。

- 艾灸、穴位贴敷、耳针、耳穴压豆等治疗冠心病、心绞痛、心律失常、慢性心功能不全。

- 心脏康复指导：个性化制订运动计划，安全有效地提高慢性心力衰竭患者的心功能状态，增强活动耐量，进而改善患者的生活质量。

医
仁术也
仁人君子
必笃于情

中西医结合心血管专业是山东省中医药重点专科，以"天、地、人、病、时系统辨证"理论为指导，努力打造集预防、治疗、康复为一体的中医药特色服务体系。

中西医结合心血管专业

中医脑病专业擅长治疗脑梗死、动脉硬化性脑病、癫痫、脑萎缩、痴呆、帕金森病、失眠及各种原因引起的头晕、头痛等疾病（中医之中风、痫证、头痛、眩晕、郁证、健忘、痉证、癫狂、颤证及痴呆等）。

本专业组临床技术、科研学术实力雄厚，成员均为脑病相关专业博士、硕士研究生，拥有山东省中医药高层次人才1人，齐鲁卫生与健康领军人才1人，齐鲁扁仓杰出青年人才1人。国家级学会任职委员3人，省级学会任职副主任委员1人、委员4人。

主持参研国家级课题4项，获省市级科研立项8项，发表学术论文20篇，其中SCI收录论文6篇，出版专著4部。

本专业组应用经验方"醒智益脑颗粒"治疗认知功能障碍患者，取得很好的疗效，获批多项省级课题，发布多篇高质量论文，并拟进一步通过网络药理学、分子对接等科研手段寻找本方的作用靶点及通路，使现代技术被中医药所应用，使治疗更精准。

特色治疗

● 毫针刺法：具有调整阴阳、疏通经络、调和气血等作用，特别是针对脑梗死等急症，针刺可有效改善血液循环，抑制脑细胞死亡，最大限度地挽救缺血半暗带，对于神经元的恢复有积极意义，能降低致残率和致死率，简便速效。对于脑梗死恢复期或后遗症期患者，针刺疗法可理气活血，镇静安神，改善患者睡眠，有助于改善肢体血液循环，促进神经功能恢复。

● 中药熏足：辨证施治，使药力借助热力更好地被皮肤吸收，这样可以进一步促进局部的血液循环，有助于功能恢复。

● 刮痧、拔罐疗法：以中医脏腑及经络理论为基础，具有调血行气、疏通经络、活血化瘀的功效，对于头痛、偏头痛、失眠、多梦、记忆力减退、焦虑、抑郁等有显著疗效。

● 艾灸、中药罨包、穴位贴敷、耳穴压豆：针对脑卒中卧床患者便秘、失眠、情绪烦躁等，给予辨证施治，通过局部穴位刺激，激发经气，达到治疗目的。其中艾灸在脑梗死急性期可以有效改善脑组织血液循环，减轻脑损害，从而促进神经功能恢复。

医
仁术也
仁人君子
必笃于情

中医脑病专业

中医脑病专业是山东省中医药重点学科，以"老年精气衰""天、地、人、病、时系统辨证"理论为指导，以"系统辨证脉学"为诊疗特色，形成了一级预防、治疗、康复、二级预防为一体的"治未病"综合体系。

传承岐黄 弘扬国粹

专家简介

医
仁术也
仁人君子
必笃于情

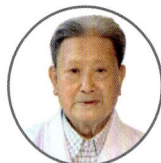

田 文

主任中医师，医学学士，知名专家，全国老中医药专家学术经验继承工作指导老师，山东省名老中医。

擅长老年病、消化系统疾病等的中西医结合诊疗。

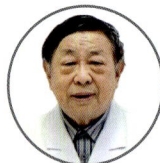

赵锡堂

主任中医师，知名专家，全国老中医药专家学术经验继承工作指导老师，山东省名老中医。

擅长内科、妇科、肿瘤科、全科等疾病的中医治疗。

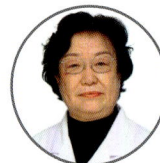

娄桂兰

主任中医师，医学学士，烟台市名中医。

擅长老年病、心脑血管病、消化系统疾病、恶性肿瘤、月经病、乳腺病的中医治疗。

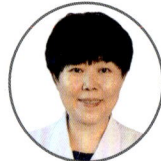

高玉红

主任中医师，知名专家，山东省名中医，山东省五级中医药师承教育指导老师。兼任烟台市中医药学会内科专业委员会副主任委员。

擅长中医治疗不孕不育、痛经、月经不调、崩漏、多囊卵巢综合征、乳腺炎、更年期综合征、甲状腺功能亢进症、甲状腺功能减退症、甲状腺炎、甲状腺结节、脾胃病、汗证、咳嗽、痤疮、湿疹、肿瘤术后调理。针灸、闪罐、刺络拔罐治疗面瘫、带状疱疹、颈肩腰腿痛。

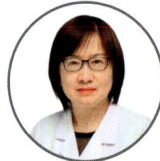

宫 鑫

主任医师，教授。兼任中华中医药学会心血管病分会常委，烟台中西医结合学会心血管病专业委员会副主任委员。主持省市级课题3项，发表论文20余篇，其中以第一作者发表SCI收录论文4篇。

擅长中西医结合诊治高血压、心力衰竭、心绞痛、心律失常等心血管疾病，以及慢性病、老年病管理。

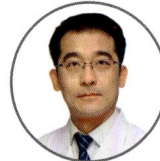

王 利

主任中医师，山东省中医重点专科心血管科负责人，医学博士。山东省中医药高层次人才，齐鲁卫生与健康杰出青年人才，国家及山东省名老中医专家学术经验继承人。兼任中华中医药学会内科、老年病学分会委员，山东中医药学会脉学研究专业委员会副主任委员。

擅长中西医结合治疗心、脑系疾病，如脑血管疾病急性期及恢复期、高血压、冠心病、头痛、眩晕、认知功能及记忆障碍、睡眠障碍等，以及内外科疾病前期预防、早期治疗、病后康复等。

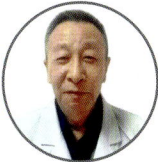

潘承业

主任中医师，医学学士。

擅长消化系统疾病、老年病及疑难杂症的中医治疗。

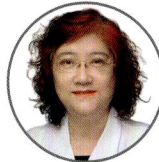

薄守波

主任医师，医学学士。兼任山东中西医结合学会肾脏病专业委员会委员。

擅长各种原发性及继发性肾脏病的诊疗、肾脏病理诊断及腹膜透析技术。

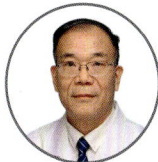

邹　勇

主任中医师，知名专家，三级教授，医学硕士，硕士研究生导师，全国中医临床优秀人才，山东省名中医，山东省五级中医药师承教育指导老师。兼任中华中医药学会内科分会常务委员，山东中医药学会内科、老年病专业委员会副主任委员。出版专著10余部，发表论文100余篇。

擅长心脑血管疾病、焦虑抑郁症、失眠、肿瘤、胃肠疾病、月经不调、痛经、小儿哮喘等疾病的治疗。

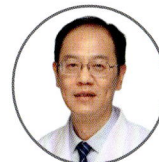

郑　一

主任中医师，知名专家，三级教授，医学博士，硕士研究生导师，齐鲁卫生与健康领军人才。全国中医临床优秀人才，山东省名中医。兼任山东省老年医学学会中医药分会副主任委员，山东省中药脑病专家组成员。

擅长中风后遗症、难治性头痛、失眠、帕金森病、月经不调、痤疮、更年期综合征、咳嗽、便秘、口疮、湿疹、银屑病、慢性萎缩性胃炎、腹泻、过敏性鼻炎、尿失禁的治疗及恶性肿瘤术后调理等。

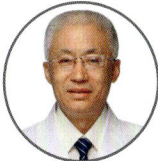

顾友谊

主任中医师，医学学士，烟台市名中医。兼任山东中医药学会老年病、肾病专业委员会委员。

擅长老年病、风湿免疫病、肾病、肿瘤及内科疑难杂症的中医治疗。

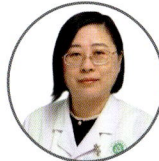

邵　丽

副主任中医师，医学硕士。兼任中华中医药学会内科分会委员，中华中医药学会药膳分会常务委员，山东中医药学会中西医汇通专业委员会副主任委员，全国老中医药专家学术经验继承人。主编著作3部，发表学术论文10余篇。

擅长肿瘤疾病、消化系统疾病、老年病及妇科疾病的中西医结合治疗，以及用药食同源的方法调理慢性疾病及亚健康状态。

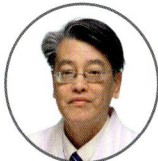

马智刚

主任中医师，医学博士。兼任中华中医药学会血液病分会委员，山东中西医结合学会血液病专业委员会委员，发表论文10余篇。

擅长心脑血管病、良恶性肿瘤、血液病、消化系统疾病诊断与治疗，中医妇科疾病及皮肤病的治疗。

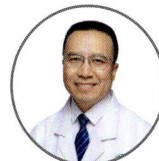

高志勇

副主任医师，医学学士。兼任山东中医药学会疼痛专业委员会委员，中华中医药学会药膳分会青年委员。

擅长头痛、头晕、过敏性皮炎、痛经、卵巢早衰、多囊卵巢综合征、焦虑抑郁症、肿瘤的治疗，以及针药配合调理亚健康、半身不遂、寰枢椎半脱位、颈腰椎间盘突出、肩袖损伤等。

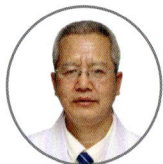

井霖源

副主任医师，医学硕士。兼任中华中医药学会神志病分会常务委员、山东中医药学会老年病专业委员会委员。主编全国规划教材 12 部，发表论文 15 篇。

擅长神经系统疾病、睡眠障碍、更年期综合征、慢性胃炎肠炎、过敏性鼻炎、急慢性咳嗽、高血压、抑郁焦虑等的中西医结合治疗及恶性肿瘤术后调整。

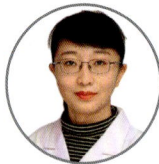

刘丛洋

副主任中医师，医学硕士。兼任中华中医药学会综合医院中医药工作委员会青年委员，山东中医药学会综合医院中医药工作委员会委员，烟台中西医结合学会心血管病专业委员会副主任委员。发表论文近 10 篇。

擅长高血压、心绞痛、心力衰竭、心律失常、慢性肺病、胃肠疾病及风湿免疫病的中医治疗。

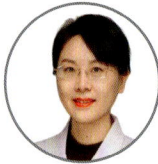

张婧婧

副主任中医师，硕士研究生。兼任中华中医药学会综合医院中医药工作委员会青年委员，山东中医药学会青年中医工作委员会常务委员。发表论文 4 篇，参编著作 3 部。

擅长头晕、头痛、脑血管疾病等神经系统疾病、老年病、胃肠疾病等的中医诊疗。

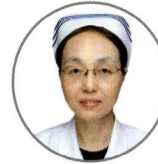

杜宏

护理部副主任，主任护师。兼任山东省护理学会心血管护理专业委员会副主任委员，山东省护理学会健康管理专业委员会副主任委员，烟台市护理学会内科护理专业委员会主任委员。发表论文 20 余篇，出版著作 5 部。

擅长砭石刮痧、拔罐、火龙罐综合灸等中医护理技术。

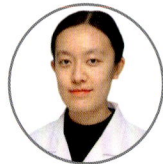

袁源

主治中医师，医学博士，齐鲁扁仓青年人才。兼任山东中医药学会青年中医工作委员会委员。

擅长中西医结合诊治内分泌代谢疾病、成人代谢综合征、心脑血管疾病、肥胖、体质调节等。

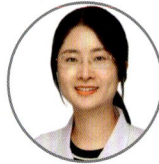

徐明月

主治中医师，医学硕士。兼任中华中医药学会神志病分会委员，山东中医药学会综合医院中医药工作委员会委员，烟台中西医结合学会心血管病专业委员会委员。

擅长中西医结合治疗高血压、冠心病、焦虑抑郁等老年病、慢性病。

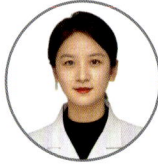

丁晓瑜

主治中医师，医学硕士。兼任中华中医药学会神志病分会委员，山东中医药学会睡眠医学专业委员会委员。发表论文 10 余篇。

擅长中西医结合治疗头晕、头痛、脑血管疾病等神经系统疾病，焦虑抑郁、睡眠障碍等老年病、慢性病。

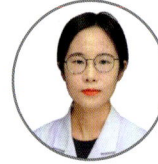

徐彤彤

主治中医师，医学硕士。兼任中华中医药学会药膳分会青年委员。

擅长高血压、头晕、慢性胃炎、痤疮等病的中医诊疗。

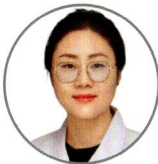

姜翠红

护士长，副主任护师，硕士研究生。兼任中华中医药学会综合医院中医药工作委员会委员，山东省护理学会中医、中西医结合专业委员会委员。

擅长耳穴压豆、放血疗法、刮痧、埋针治疗、拔罐等中医护理技术。

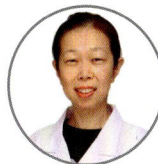

杜安业

主任中医师，医学博士。兼任中华中医药学会中药基础理论分会青年委员，山东中医药学会内科专业委员会委员，主编2部医学著作，发表论文10余篇。

擅长中西医结合治疗糖尿病及其各种急慢性并发症、甲状腺疾病、更年期综合征、代谢综合征。

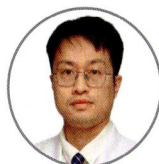

宋至诚

主治中医师，医学硕士。兼任山东中医药学会综合医院中医药工作委员会委员，山东省老年医学学会血浊专业委员会委员。

擅长各种胃炎、恶性肿瘤、月经不调、痛经、乳腺增生及痤疮的中医诊疗，并擅长以中医治疗儿科病、亚健康状态、更年期综合征和各种慢性病，开展门诊中医治未病工作。

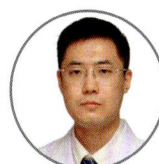

丛佳林

主治中医师，医学博士，齐鲁扁仓杰出青年人才。发表论文7篇。

擅长中医药治疗糖尿病及其并发症、甲状腺疾病、痛风、高尿酸血症、更年期综合征、肥胖等疾病。

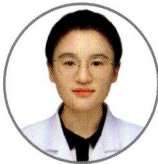

张海蓉

主治中医师，医学博士，师从清代御医韩一斋学派继承人。

擅长中医药治疗失眠、抑郁、哮喘、荨麻疹、过敏性鼻炎、过敏性皮炎等过敏性疾病，以及慢性疲劳等亚健康状态。

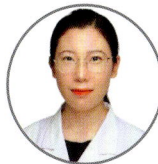

彭子真

主治中医师，医学硕士。

擅长恶性肿瘤的中西医结合治疗、防治肿瘤治疗中的不良反应、恶性肿瘤早期防治。

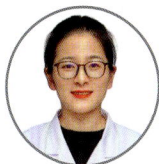

张雅文

主治中医师，医学硕士。

擅长中西医结合诊治高血压、冠心病、心绞痛、心律失常等心血管疾病。

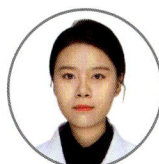

肖扬

主治中医师，医学硕士。

擅长中西医结合诊治高血压、心力衰竭、心绞痛、心律失常等心血管疾病。

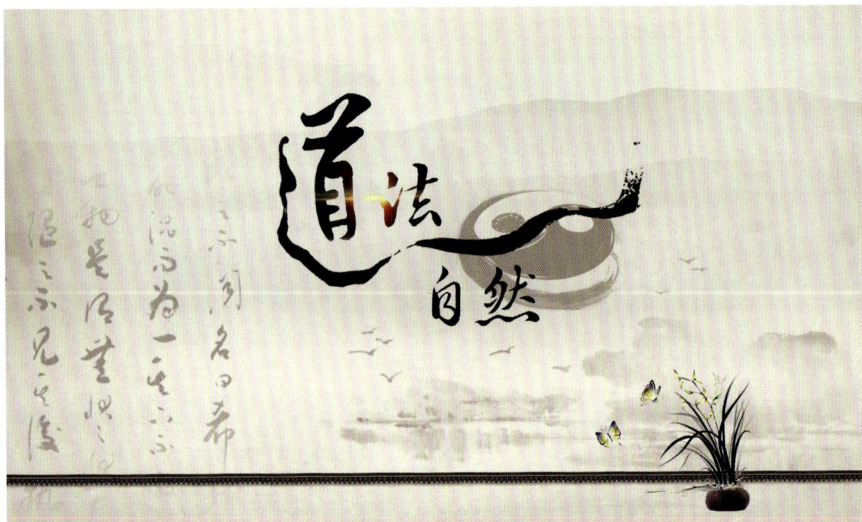

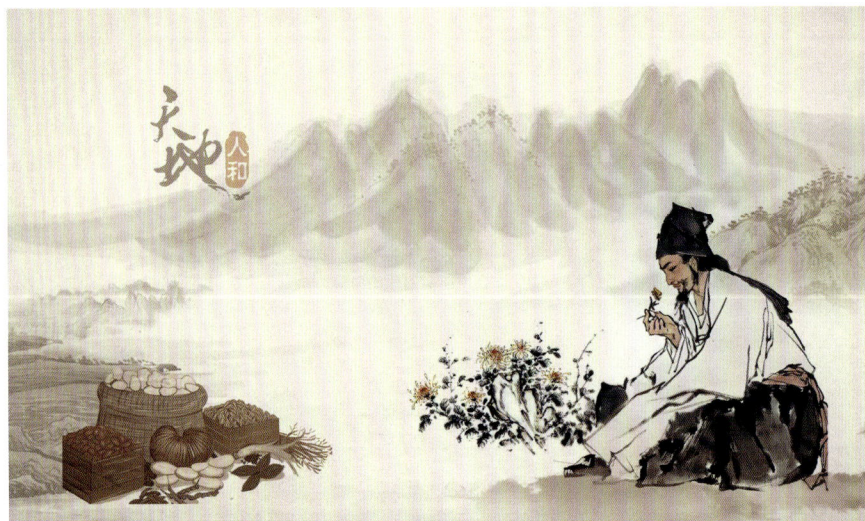

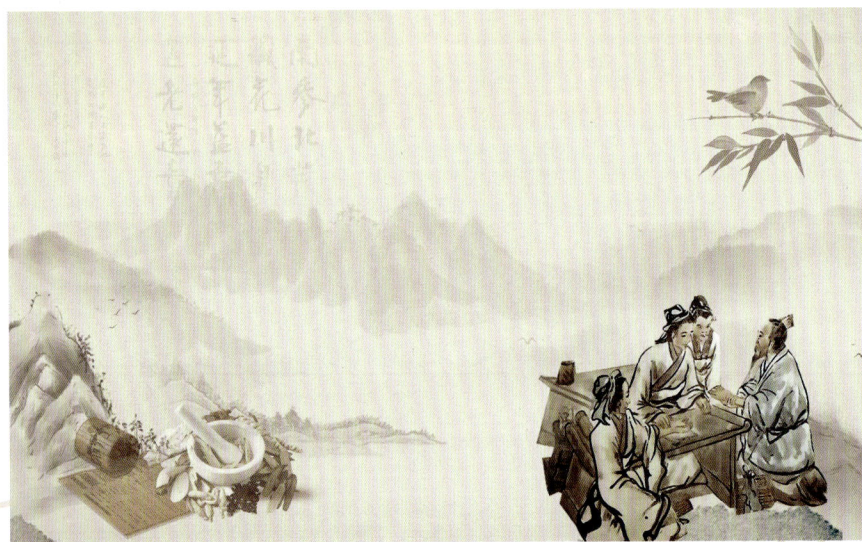

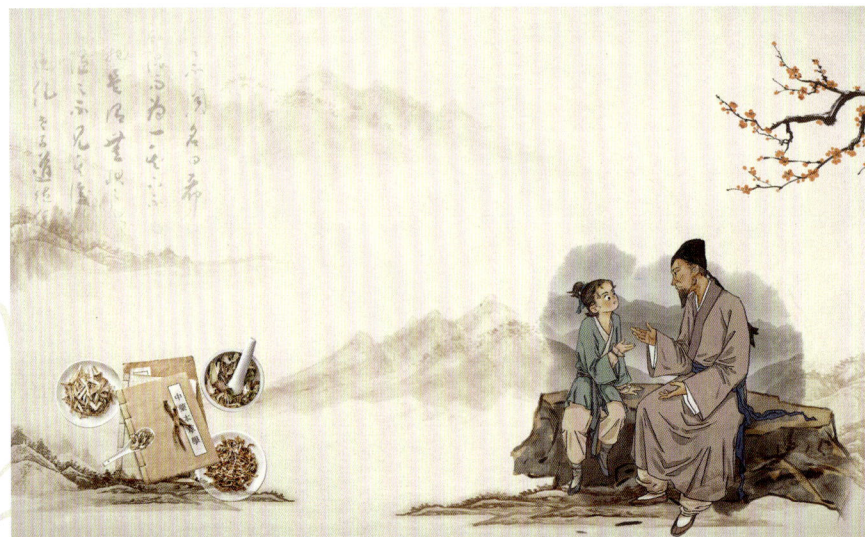

肥胖症专病门诊

中医药文化宣传教育基地

　　肥胖症是常见的营养障碍性疾病。中医认为，过食肥甘，喜卧好坐等原因可致脾胃虚弱，运化水湿不利，水谷精微代谢失调，痰湿壅滞体内，膏脂排泄不畅，使人肥胖。故有"肥人多痰""肥人多湿""肥人多气虚"之说。中医利用中药、针灸、药膳、代茶饮等方法，在祛痰化湿的基础上，结合益气、温阳、活血等治法，可以有效减肥祛脂，而又不耗伤正气。

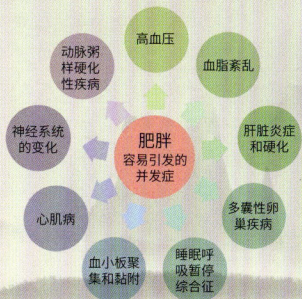

肥胖容易引发的并发症

- 高血压
- 血脂素乱
- 肝脏炎症和硬化
- 多囊性卵巢疾病
- 睡眠呼吸暂停综合征
- 血小板聚集和黏附
- 心肌病
- 神经系统的变化
- 动脉弱样硬化性疾病

肿瘤专科门诊

中医药文化宣传教育基地

　　肿瘤病的记载可以追溯到殷周时期，甲骨文就有"瘤"的文字。《黄帝内经》提出了"坚者消之""结者散之"等治疗方法。《神农本草经》《伤寒杂病论》记载的许多方药都可以应用到肿瘤病的治疗上。中医药治疗肿瘤病以扶正、祛邪为主。以益气健脾、温补肾阳、滋阴补血等方法扶助人体正气，调整气血阴阳平衡；以清热解毒、化痰散结、消瘤破癥、外治消瘤等方法祛邪。对癌前病变、肿瘤治疗及康复都有较好的疗效。

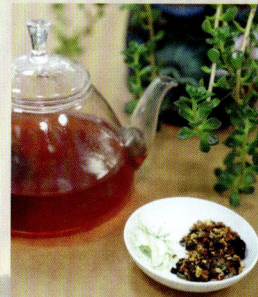

血液病专科门诊

中医药文化宣传教育基地

　　西医血液病学主要包括各类贫血、急慢性白血病、血小板异常等疾病，其中各类贫血、血小板减少性疾病、慢性骨髓增殖性疾病等的中西医结合治疗均有较好的疗效。中医辅助治疗急性白血病也有一定作用，率先发现能有效控制急性白血病M3的有效成分亚砷酸，作出了巨大的贡献。中医认为气为血之帅，血为气之母，脾主运化统血，肾主骨生髓，以扶正祛邪为原则，治疗再生障碍性贫血、缺铁性贫血、血小板减少性紫癜等，收到较好的疗效。

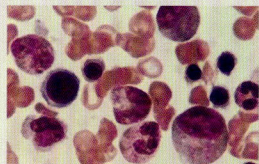

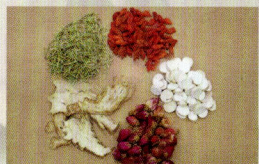

糖尿病专病门诊

中医药文化宣传教育基地

　　糖尿病在中医学被称为"消渴"，《黄帝内经》《伤寒杂病论》《千金方》《外台秘要方》等书从不同方面对消渴进行探讨，并为后世医家留下大量宝贵的医方。中医药在防治糖尿病不同阶段具有独特优势，突出"防治结合，离防于治，分期辨证，综合治疗"的思想，致力于前期患者不进展、已病患者不出现并发症。针对糖尿病肾病、眼病、糖尿病足等多种并发症，中医药更具有优势，可延缓其发生发展，降低致死、致盲、致残率。

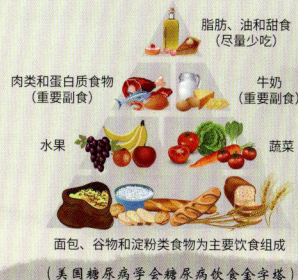

- 脂肪、油和甜食（尽量少吃）
- 肉类和蛋白质食物（重要副食）
- 牛奶（重要副食）
- 水果
- 蔬菜
- 面包、谷物和淀粉类食物为主要饮食组成

（美国糖尿病学会糖尿病饮食金字塔）

脾胃病专科门诊

中医脾胃病的理论奠基于《黄帝内经》《伤寒杂病论》，独立分科、鼎盛于金元时期《脾胃论》。中医学胃病包括胃痛、痞满、呕吐、呃逆、嗳膈、嘈杂、反胃、吐酸等病证，相当于西医的急慢性胃炎、胃食管反流病、消化性溃疡、功能性消化不良、十二指肠炎等上消化道病变。中医治疗脾胃病以辨病与辨证相结合，症状与理化检查相结合，运用健脾益气、宣通胃阳、顾护胃阴、条达木郁、活血通络等方法，独具诊疗优势，疗效显著。

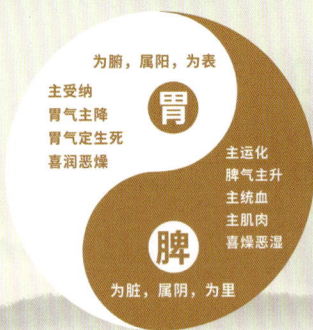

为腑，属阳，为表

主受纳
胃气主降
胃气定生死
喜润恶燥

胃

脾

主运化
脾气主升
主统血
主肌肉
喜燥恶湿

为脏，属阴，为里

高血压专病门诊

高血压病属于中医学"头痛""眩晕病"等范畴，其发生与情志、饮食、体质等因素有关，病机与肝、脾、肾关系密切。高血压的管理以预防为先，健康教育为导向，全方位进行评估及病因筛查，溯本求源，给予个体化、针对性治疗方案及饮食运动指导，以"调节脏腑功能，辨证求因，治病求本"为治疗原则，通过中药内服，配合中医外治，并规范化联合西药治疗等多种方法，多环节、多途径、多靶点防治高血压及其并发症，提高患者生活质量。

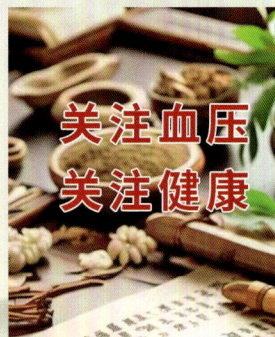

关注血压
关注健康

中医护理门诊

我院临床护理是山东省临床重点专科，山东省中医药临床重点专科。护理工作聚焦"专科"和"人文"两条核心主线，围绕"质量、安全、服务"三大主题提升管理效能，打造"毓医天使"优质护理服务品牌。深化专业内涵，推动护理亚专科建设，满足患者多元化需求。推动中医护理发展，率先在烟台市各综合医院开展中医护理技术，开展中医护理单元50余个。

以天人相应为理念，在"天、地、人、病、时系统辨证"理论指导下，以"简、便、廉、验"的中医药传统疗法，开展虎符铜砭刮痧、拔罐、放血疗法、埋针治疗、穴位贴敷、耳穴压豆等中医适宜技术。主治各种慢性病所致失眠、便秘、头晕、头痛、颈肩腰腿疼痛、肢体麻木、感冒、咳嗽、发热、咽喉肿痛、痛经、月经不调、荨麻疹、湿疹等，以及疾病的预防保健。

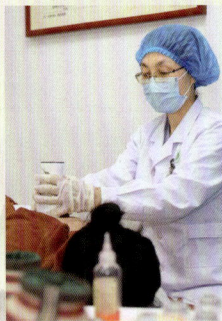

脑病专科门诊

中医脑病包含西医疾病分类中的神经科和精神科等疾病。《黄帝内经》认为"脑为髓之海"。中医在脑病治疗上立足于天人相应、形神一体、三因制宜等整体观念，临床疗效显著。我们在传承经典的基础上，重视脉诊，对脑血管疾病、头痛、眩晕、睡眠障碍、抑郁焦虑状态及癫痫、炎性脑病、神经系统变性病等运用中医药特色疗法，疏通经络、调和气血、平衡阴阳，以改善脑部供血、缓解神经症状、促进神经功能恢复。

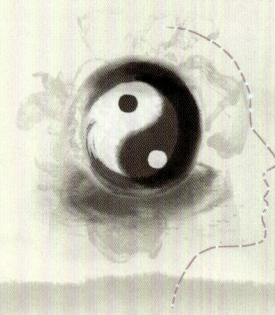

烟台毓璜顶医院中医药文化

中医药文化宣传教育基地

人体十二经络图

寅

3点-5点

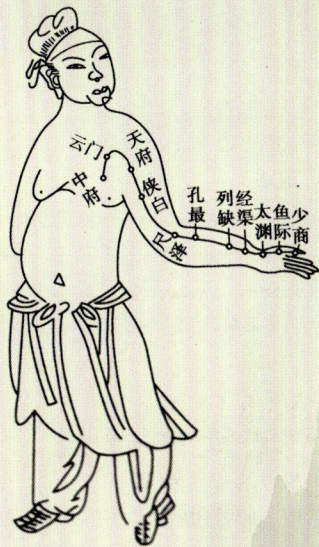

主治

呼吸系统疾病：各种急慢性气管炎、支气管炎、哮喘、咳嗽、咯血、胸痛。

五官病：急慢性扁桃体炎、急慢性咽炎、鼻炎。

手太阴肺经

经脉循行　肺手太阴之脉，起于中焦，下络大肠，还循胃口，上膈属肺。从肺系横出腋下，循臑内，行少阴心主之前，下肘中，循臂内上骨下廉，入寸口，上鱼，循鱼际出大指之端；其支者：从腕后列缺穴直出次指内廉出其端，交于阳明也。

中医药文化宣传教育基地

人体十二经络图

卯

5点-7点

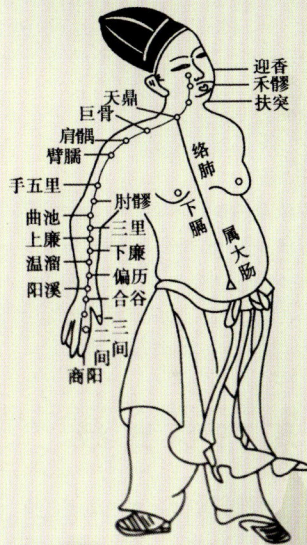

主治

呼吸道疾病：感冒、支气管炎、发烧、头疼、咳嗽。

头面疾病：头痛、面神经炎、面肌痉挛、面瘫、牙痛、麦粒肿、结膜炎、角膜炎、耳鸣、耳聋、三叉神经痛、鼻炎、鼻塞。

手阳明大肠经

经脉循行　大肠手阳明之脉，起于大指次指之端，循指上廉出合谷两骨之间，上入两筋之中，循臂上廉，入肘外廉，上循臑外前廉，上肩，出髃骨之前廉，上出柱骨之会上，下入缺盆，络肺，下膈，属大肠；其支者，从缺盆上颈贯颊，入下齿缝中，还出挟口，交人中，左之右，右之左，上挟鼻孔，循禾髎、迎香而终，以交于足阳朋也。

人体十二经络图

辰

7点-9点

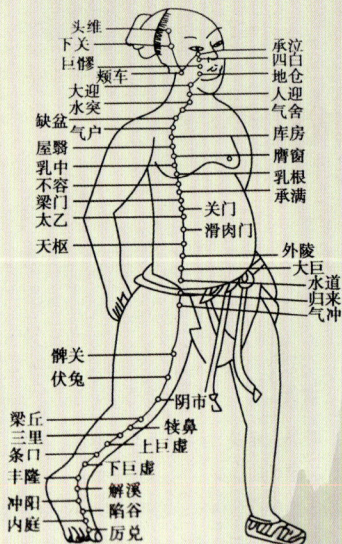

头维　承泣
下关　四白
巨髎　地仓
颊车　大迎
水突　人迎
缺盆　气舍
气户　库房
屋翳　膺窗
乳中　乳根
乳不容　承满
梁门
太乙　关门
天枢　滑肉门
　　　外陵
　　　大巨
　　　水道
　　　归来
　　　气冲
髀关
伏兔
阴市
梁丘　犊鼻
三里　上巨虚
条口
丰隆　下巨虚
冲阳　解溪
内庭　陷谷
　　　厉兑

主治

胃肠道疾病：小儿腹泻、胃胀、胃痛、胃下垂、急性胃痉挛、胃炎、胃神经官能症、胃及十二指肠溃疡、消化不良、食欲不振、便秘、泄泻、痢疾、胃肠蠕动过慢。

足阳明胃经

　　经脉循行　胃足阳明之脉，起于鼻，交頞中，旁纳太阳之脉，下循鼻外，入上齿中，还出夹口，环唇，下交承浆，却循颐后下廉，出大迎，循颊车，上耳前，过客主人，循发际至额颅；其支别者，从大迎前下人迎，循喉咙入缺盆，下膈，属胃，络脾；其直行者，从缺盆下乳内廉，夹脐入气冲中；其支者，起胃下口，循腹里，下至气冲而合，以下髀关，抵伏兔，下膝膑中，下入循胫外廉，下足跗，入中趾内间；其支者，下膝三寸而别，以下入中趾外间；其支者，别跗上，入大趾间，出其端，以交于太阳也。

人体十二经络图

巳

9点-11点

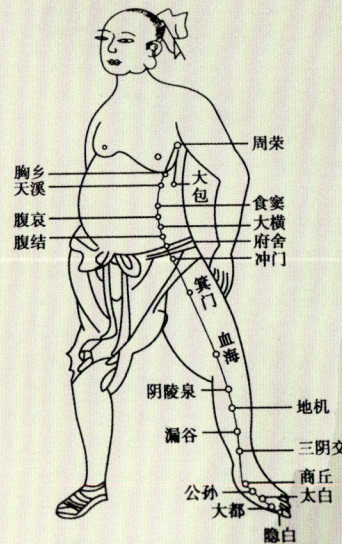

　　　　周荣
胸乡　大包
天溪
腹哀　食窦
腹结　大横
　　　府舍
　　　冲门
　　　箕门
　　　血海
阴陵泉
漏谷　地机
公孙　三阴交
大都　商丘
　　　太白
　　　隐白

主治

消化系统疾病：消化不良、泄泻、痢疾、便秘。

妇科病：痛经、月经不调、闭经、月经提前或错后、盆腔炎、附件炎。

足太阴脾经

　　经脉循行　脾足太阴之脉，起于大趾之端，循趾内侧白肉际，过核骨后，上内踝前廉，上腨内，循胫骨后，交出厥阴之前，上循膝股内前廉，入腹，属脾络胃，上膈，夹咽，连舌本，散舌下；其支别者，复从胃别上膈，注心中（脾之大络，名曰大包，出渊腋下三寸，布胸胁）。

人体十二经络图

午

11点-13点

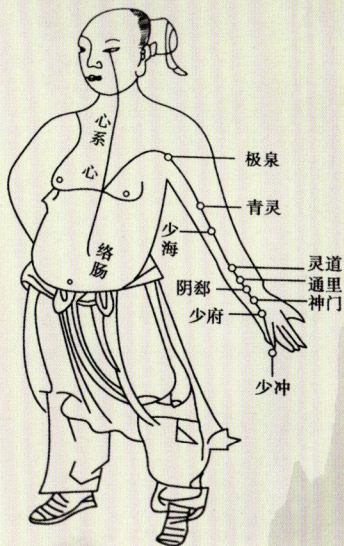

主治

心血管病：冠心病、心绞痛、心动过缓、心动过速、心肌缺血、心慌。

精神疾病：失眠健忘、神经衰弱、精神分裂、癫痫、神经官能症。

手少阴心经

经脉循行 心手少阴之脉，起于心中，出属心系，下膈络小肠；其支者，从心系，上夹咽，系目；其直者，复从心系却上肺，下腋下，下循臑内后廉，行太阴心主之后，下肘内廉，循臂内后廉，抵掌后锐骨之端，入掌内廉，循小指之内，出其端。

人体十二经络图

未

13点-15点

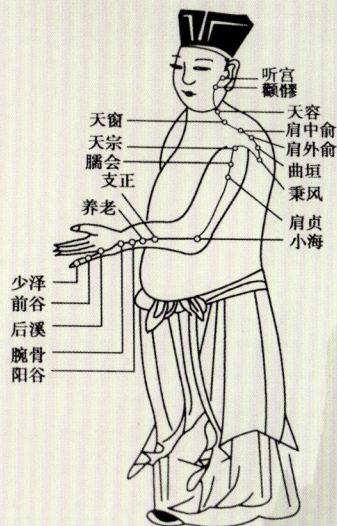

主治

头、项、耳、目、咽喉病，热病，神志病及经脉循行部位的其他病证。

手太阳小肠经

经脉循行 小肠手太阳之脉，起于小指之端，循手外侧上腕，出踝中直上，循臂骨下廉，出肘内侧两筋之间，上循臑外后廉，出肩解，绕肩胛，交肩上，入缺盆，络心，循咽下膈抵胃，属小肠；其支者，从缺盆循颈，上颊，至目锐眦，却入耳中；其支别者，别颊上䫏抵鼻，至目内眦也，斜络于颧。

人体十二经络图

申

15点-17点

主治

呼吸系统：感冒、发烧、各种急慢性支气管炎、哮喘、肺炎。

消化系统：消化不良、腹痛、痢疾、胃及十二指肠溃疡、胃下垂、急慢性胃肠炎、肝炎、胆囊炎。

泌尿生殖系统：肾炎、阳痿、睾丸炎、闭经、月经不调、痛经、盆腔炎、附件炎、宫颈糜烂。

足太阳膀胱经

　　经脉循行　膀胱足太阳之脉，起于目内眦，上额交巅上；其支者，从巅至耳上角；其直者，从巅入络脑，还出别下项，循肩膊内夹脊抵腰中，入循膂，络肾属膀胱；其支别者，从腰中下贯臀，入腘中；其支别者，从膊内左右别，下贯胛，夹脊内，过髀枢，循髀外后廉，下合腘中，以下贯腨内，出外踝之后，循京骨至小指外侧。

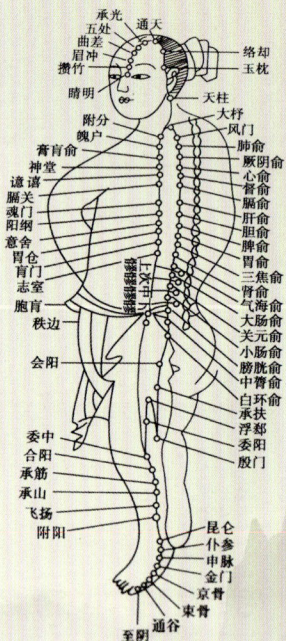

人体十二经络图

酉

17点-19点

主治

泌尿生殖系统：急慢性前列腺炎、阳痿、早泄、遗精、睾丸炎、痛经、月经不调、盆腔炎、附件炎、胎位不正、各种肾炎、水肿。

足少阴肾经

　　经脉循行　肾足少阴之脉，起于小趾之下，斜趋足心，出然谷之下，循内踝之后，别入跟中，上腨内，出腘内廉，上股内后廉，贯脊属肾，络膀胱；其直行者，从肾上贯肝膈，入肺中，循喉咙夹舌本；其支者，从肺出络心，注胸中。

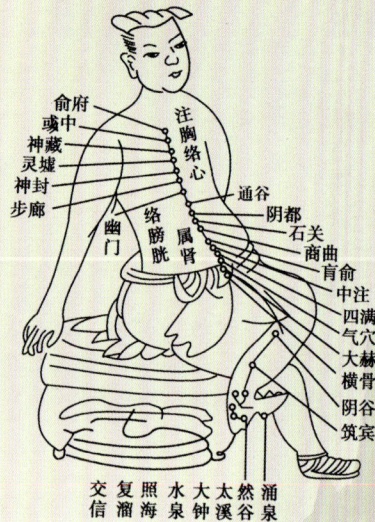

人体十二经络图

戌

19点-21点

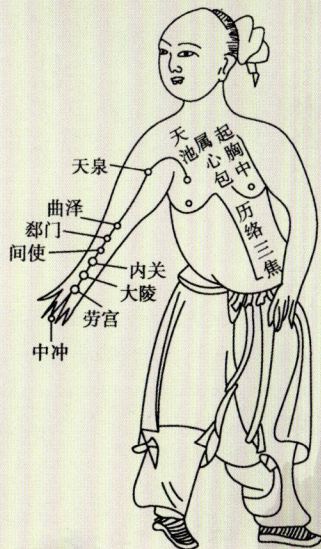

主治

心血管系统：心慌、心动过缓、心动过速、心绞痛、心肌缺血、胸闷。

其他：恶心、呕吐、抑郁症、中暑、休克、小儿惊风、胃痛胃胀、经脉所过的关节肌肉痛。

手厥阴心包经

经脉循行　心主手厥阴心包络之脉，起于胸中，出属心包，下膈，历络三焦；其支者，循胸出胁，下腋三寸，上抵腋下，下循臑内，行太阴、少阴之间，入肘中，下臂，行两筋之间，入掌中，循中指出其端；其支别者，从掌中循小指次指出其端。

人体十二经络图

亥

21点-23点

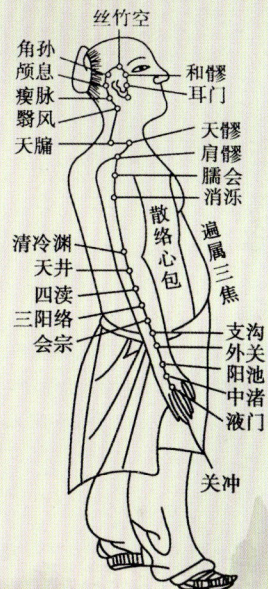

主治

头面五官疾病：偏头痛，耳鸣，耳聋，目赤肿痛，咽喉痛，颊肿。

热病：感冒发热，疟疾，便秘。

手少阳三焦经

经脉循行　三焦手少阳之脉，起于小指次指之端，上出次指之间，循手表腕，出臂外两骨之间，上贯肘，循臑外，上肩，而交出足少阳之后，入缺盆，交膻中，散络心包，下膈，遍属三焦；其支者，从膻中上出缺盆，上项，夹耳后直上，出耳上角，以屈下颊至䪼；其支者，从耳后入耳中，至目锐眦。

烟台毓璜顶医院中医药文化

人体十二经络图

子

23点-1点

本神
目窗 正营
阳白头临泣 承灵
脑空
悬悬 颔上听瞳子 风池
厘颅 厌关会髎 肩井
完窍浮 天率曲 渊腋
骨阴白 冲谷鬓 辄筋
日月
京门
带脉
五枢
维道
居髎
环跳
风市
中渎
阳关
阳陵泉
阳交
外丘
丘墟 光明
临泣 阳辅
地五会 悬钟
侠溪
窍阴

主治

侧头、眼、耳、鼻、喉、胸胁等部位病症，肝胆、神经系统疾病，发热病，以及本经所过部位的病证。

足少阳胆经

经脉循行 胆足少阳之脉，起于目锐眦，上抵角，下耳后，循颈，行手少阳之前，至肩上，却交出手少阳之后，入缺盆；其支者，从耳后入耳中，走耳前，至目锐眦后；其支者，别目锐眦下大迎，合手少阳，抵颠，下加颊车，下颈合缺盆，下胸中，贯膈，络肝属胆，循胁里，出气冲，绕毛际，横入髀厌中；其直者，从缺盆下腋，循胸，过季胁，下合髀厌中，以下循髀阳，出膝外廉，下外辅骨之前，直下抵绝骨之端，下出外踝之前，循足跗上，入小趾次趾之间；其支者，别跗上，入大趾，循大趾歧骨内出其端，还贯爪甲，出三毛。

人体十二经络图

丑

1点-3点

脑连深处为目系

注肺
期门
属肝
络胆
章门
阴廉
五里
阴包
曲泉
膝关 蠡沟
中都
中封
太冲
行间
大敦

主治

生殖系统疾病：痛经、闭经、月经不调、盆腔炎、前列腺炎等。

肝胆病：急慢性肝炎、胆囊炎、肝脾肿大。

精神疾病：抑郁症。

足厥阴肝经

经脉循行 肝足厥阴之脉，起于大趾丛毛之际，上循足跗上廉，去内踝一寸，上踝八寸，交出太阴之后，上腘内廉，循股，入阴中，环阴器，抵小腹夹胃，属肝络胆，上贯膈，布胁肋，循喉咙之后上入颃颡，连目系，上出额，与督脉会于巅；其支者，从目系下颊里，环唇内；其支者，复从肝别贯膈，上注肺。

任脉图

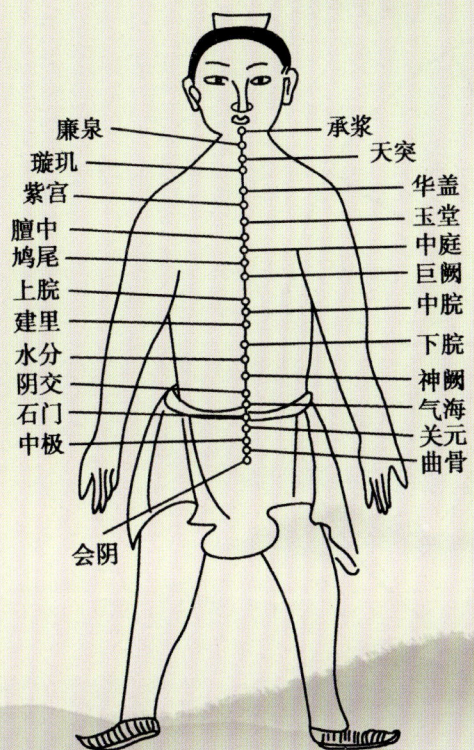

廉泉
璇玑
紫宫
膻中
鸠尾
上脘
建里
水分
阴交
石门
中极

承浆
天突
华盖
玉堂
中庭
巨阙
中脘
下脘
神阙
气海
关元
曲骨

会阴

督脉图

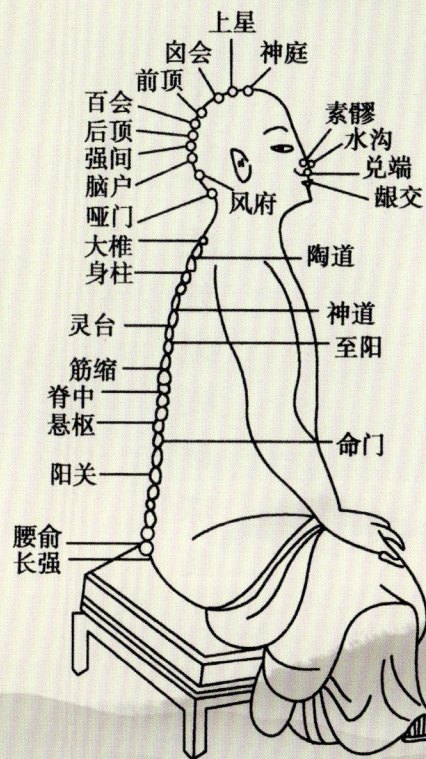

上星
囟会　神庭
前顶
百会
后顶　　　　素髎
强间　　　　水沟
脑户　　　　兑端
哑门　　　　龈交
　　　风府
大椎
身柱　　　　陶道
灵台　　　　神道
　　　　　　至阳
筋缩
脊中
悬枢　　　　命门
阳关
腰俞
长强

烟台毓璜顶医院中医药文化

平人气象论经隧周环图

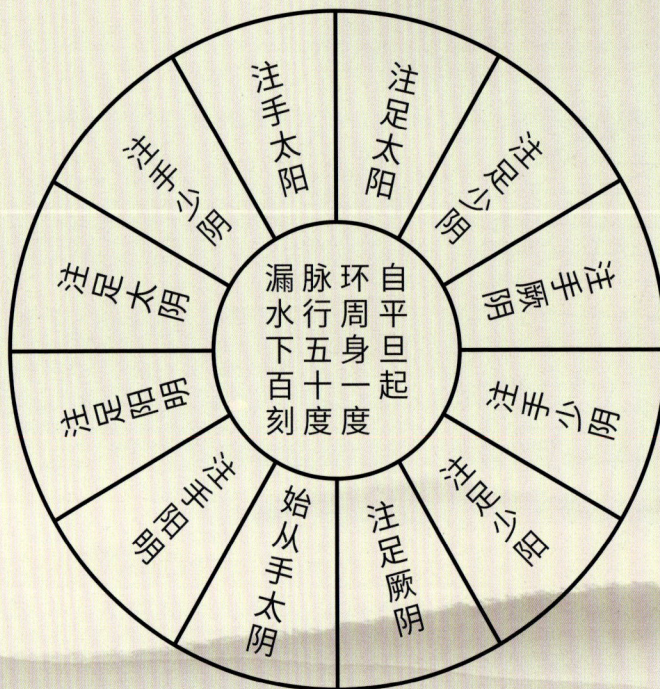

注手太阳　注足太阳　注足少阴　注手厥阴　注手少阳　注足少阳　注足厥阴　始从手太阴　注手阳明　注足阳明　注足太阴　注手少阴

自平旦起 环周身一度 脉行五十度 漏水下百刻

中医药文化宣传教育基地

睡眠管理中心

养肝补血　魂有所归

宁心益气　神有所安

中医药文化宣传教育基地

酸枣仁

药性甘、酸、平，归肝、胆、心经。养心补肝、宁心安神、敛汗、生津。

治胆虚睡卧不安，心多惊悸：酸枣仁一两。炒熟令香，捣细罗为散。每服二钱，以竹叶汤调下，不计时候。

——《太平圣惠方》

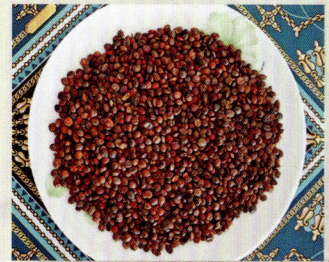

温胆汤

治心胆虚怯，触事易惊，或梦寐不祥，饮食无味，心虚烦闷，坐卧不安。

温胆汤为治疗胆郁痰扰所致不眠、惊悸、呕吐及眩晕、癫痫的常用方。临床主要用于治疗各种失眠、更年期综合征、卒中后顽固性呃逆、高尿酸血症、慢性胆囊炎、肿瘤化疗致呕吐、精神分裂症等病症。

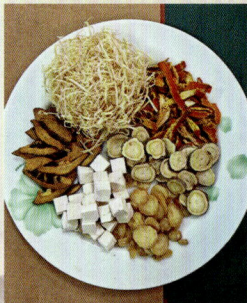

穴位按摩治失眠

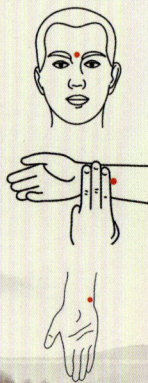

印堂穴

两眉心之间（中点），将中指（指腹）放在印堂穴上，用较强的力度（产生酸胀感）点按10次。然后再顺时针揉动20~30圈，逆时针揉动20~30圈。有镇静安神解郁的功效。

内关穴

在前臂掌侧中线上，腕横纹上两寸。用拇指顺时针按揉。有益心安神、宽胸理气、和胃止呕的作用。

神门穴

手腕掌侧横纹尺侧端，尺侧腕屈肌腱的桡侧凹陷处。用拇指顺时针按揉。有益心气、安神志、通经络的功效。

耳穴压豆治失眠

耳穴贴压治疗失眠选取心、交感、神门、皮质下、内分泌为主穴，配穴根据辨证选用肝、胆、胃、脾、肾等穴位，选用王不留行籽为贴压材料，进行单侧取穴。按压频率为每日4~5次，每次1~2分钟，双耳交替进行，每3天更换耳贴1次，按压力度适中，以局部有酸麻胀重感为宜。

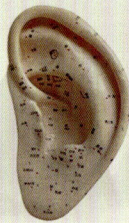

足浴疗法治失眠

足浴疗法是通过水的温热作用，借助药物蒸气和药液熏洗的治疗作用，以疏通腠理、疏透筋骨、理气和血，促使心肾相交，助肾水上奉，故而有效治疗失眠。

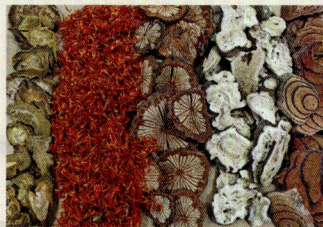

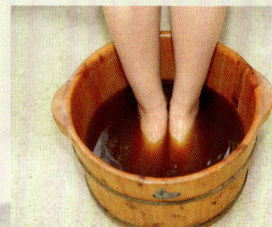

玫瑰菊花茶

玫瑰花 6 g、菊花 6 g。开水 500 mL 冲泡，冲泡后加盖 10 分钟后饮服，可多次反复冲泡。

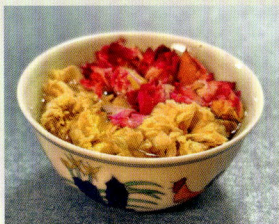

可清肝行气解郁，适用于失眠伴烦躁、胸闷、易怒者。

莲心百合茶

莲子心 6 根、百合 6 g。开水 500 mL 冲泡，依个人口味加冰糖适量调味，冲泡后加盖 10 分钟后饮服。

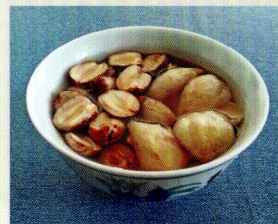

可清心去火，适用于失眠伴有口干心烦身热者。

音乐疗法治疗失眠

五行音乐通过角、徵、宫、商、羽五音来调节五脏和情志。

木 — 肝 — 角
火 — 心 — 徵
土 — 脾 — 宫
金 — 肺 — 商
水 — 肾 — 羽

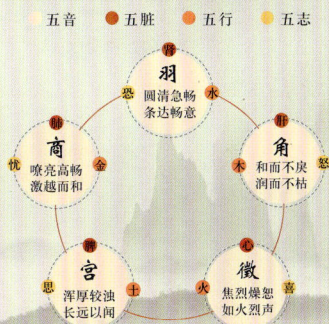

五音　五脏　五行　五志

羽
圆清急畅
条达畅意
水　恐

角
和而不戾
润而不枯
木　怒

商
嘹亮高畅
激越而和
金　忧

徵
焦烈燥恕
如火烈声
火　喜

宫
浑厚较浊
长远以闻
土　思

香薰疗法治疗失眠

玫瑰 160 g、檀香 60 g、香薷 60 g、白芷 60 g、丁香 30 g。

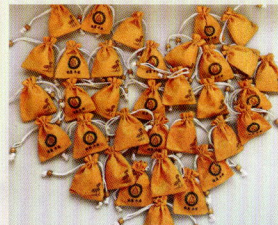

以上 5 味晾干，混合搅拌，打成细粉，分装入香囊袋中，置于卧室枕旁以安神助眠。

【治未病中心】

医
仁术也
仁人君子
必笃于情

《素问·四气调神大论》云："是故圣人不治已病治未病，不治已乱治未乱。"

治未病中心简介

—传承岐黄—弘扬国粹—

未病先防	既病早治	已病防变

治未病中心以"治未病"理念为核心，针对专病及个体健康状态，运用中医药养生保健技术和治疗方法，结合现代健康管理方法，系统管理人体整体功能状态，防范个体健康风险，以"阴平阳秘，精神乃治"为健康目标，达到治疗疾病、预防疾病、健康长寿的目的。

- 【健康状态辨识及评估项目】中医体质辨识、经络检测等。

- 【健康管理】应用中药汤剂、膏方、代茶饮、药膳等针对专人、专病进行调理。

- 【中医特色干预技术】包括针刺、灸法、拔罐、刺络放血、穴位药物贴敷、耳穴压豆、穴位埋针、三伏贴、三九贴、药浴、熏洗（蒸）、刮痧、督灸、脐灸、电疗等理疗技术。

治未病服务流程

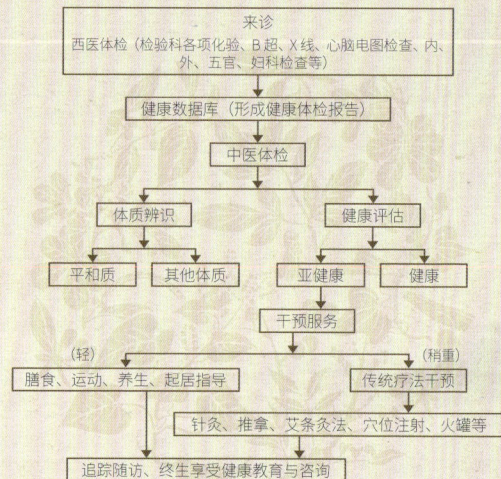

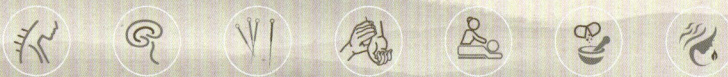

来诊
西医体检（检验科各项化验、B超、X线、心脑电图检查、内、外、五官、妇科检查等）
↓
健康数据库（形成健康体检报告）
↓
中医体检
↓
体质辨识　　　健康评估
↓　　　　　　　↓
平和质　其他体质　亚健康　健康
↓
干预服务
（轻）　　　　　　　　（稍重）
膳食、运动、养生、起居指导　　传统疗法干预
↓
针灸、推拿、艾条灸法、穴位注射、火罐等
↓
追踪随访、终生享受健康教育与咨询

中医经络检测

通过中医经络诊断系统，针对脏腑、气血、经络、穴位等的虚实状态进行相关评估分析，判断人体健康状态及诊断疾病。中医经络检测可快速自动完成人体十二经络探测，精确量化"未病"和"已病"程度，针对疾病做早期预防和治疗。绿色无创，安全无辐射，准确率高。

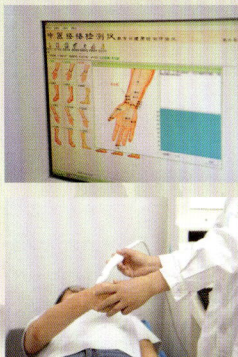

拔罐

拔罐是用罐吸附在皮肤穴位上，利用各种方法排出罐内空气形成负压，以达到疏通经络、祛风散寒、消肿止痛、排毒排脓等目的的方法。

拔火罐在我国历史悠久，最早的罐疗出现在先秦时期，采用的是动物的角，这一时期的罐疗被称为"角法"。现存关于罐疗最早的文字记载见于《五十二病方》，用角法治疗痔疮。唐代开始用经过削制加工的竹筒来代替兽角。清代出现了陶土烧制成的陶罐，并正式提出沿用至今的"火罐"一词。中华人民共和国成立以后罐又开始不断改进与发展，罐具种类也多种多样，目前临床上以玻璃罐应用最为普遍。

适用于中风、头痛、感冒咳嗽、风湿痹痛、腰腿痛、扭伤、胃痛、痛经等病症。

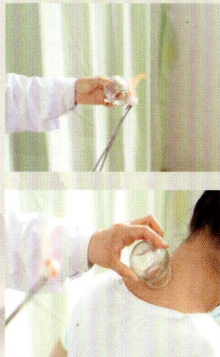

砭石刮痧疗法

以砭石治疗疾病，在春秋时代就有文字记载，长沙马王堆汉墓出土的《五十二病方》中载有"以砭石做热熨以治痔"。《黄帝内经》中记载了砭、针、灸、药及导引和按跷等治疗方法。砭为针灸之母，用砭石进行医疗保健，具有温助阳气、养筋荣脉、宣导气血、疏通经络等功能。

刮痧疗法最早见于元代医家危亦林的《世医得效方》。清代《痧胀玉衡》记载了刮痧法、淬痧法、搓痧法等方法。砭石刮痧，内病外治，以疏通经络、调理气血，排除皮肤深部经脉中的病理产物，在短时间内可极大缓解临床症状，达到痊愈的目的。

适用于心脑血管病，颈、肩、腰、腿病，结节病等。

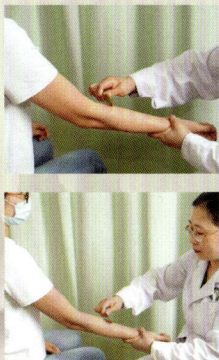

刺血疗法

刺络放血疗法，古代称为"启脉""刺络""放血"等，也称"刺血疗法"。刺血疗法起源于原始社会的砭石，"砭，以石刺病也"。河北藁城台西村商代遗址便出土有砭石，这种原始的针具被广泛用于切割脓疮和刺破身体浅表经脉血管放血。

刺血疗法能疏通经络中壅滞的气血，"苑陈则除之"。具有活血通络、化瘀消癥、泄热解毒、急救醒神、消肿止痛、镇静开窍等作用。

适用于"病在血络"的各类疾病，对治疗青春痘、急性腰扭伤、颈腰椎病等各类痛症有良好的疗效。

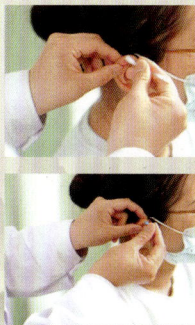

督灸

源于《黄帝内经》。《素问·骨空论》云："督脉生病治督脉,治在骨上。"

督灸疗法集经脉、腧穴、药物、艾灸于一体,具有益肾通督、温阳散寒、壮骨透肌、破瘀散结、通痹止痛的功效。

适用于因阳气虚弱所致病证,如头痛、关节痛、颈部腰背疼痛、失眠、痛经等慢性疾病的治疗与保健。

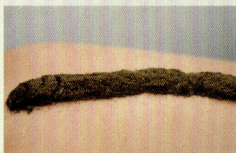

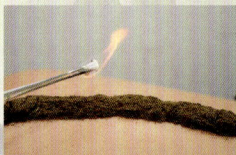

脐疗

作为一种中医外治方法,脐疗历史悠久、源远流长。早在殷商时期,已有太乙真人熏脐防病治病法和彭祖蒸脐法的相关传说。晋代葛洪《肘后备急方》开创了药物填脐疗法的先河,清代吴师机《理瀹骈文》对脐疗作了系统的阐述。

脐,属于中医"神阙穴",与人体十二经脉相连、五脏六腑相通,是心肾交通的"门户"。脐疗是指将药物做成糊、散、丸、膏等剂型敷于脐部,或在脐部给予艾灸、针刺、热熨、拔罐等物理刺激以治疗疾病的方法。

脐疗能增强机体的免疫力,可用于养生保健,对消化、呼吸、泌尿生殖、神经、心血管等系统疾病均有治疗作用,可广泛用于内、外、妇、儿、皮肤、五官等科多种疾病的治疗。

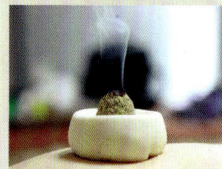

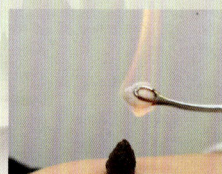

穴位敷贴

穴位敷贴疗法是将药物制成一定剂型敷贴到人体穴位,通过刺激穴位,激发经气,发挥治疗作用。

远古时期,先民就已学会了用泥土、草根、树皮外敷伤口止血;《五十二病方》载有许多外敷方剂。晋唐时期,医家把外敷法与经络腧穴的功效相结合,出现了穴位贴敷疗法。宋代《圣济总录》、明代《普济方》中均收载了不少穴位贴敷方,清代《理瀹骈文》集贴敷疗法之大成。

适用于颈、腰椎关节等软组织损伤,支气管哮喘,过敏性鼻炎,慢性胃炎,胃溃疡,月经不调,痛经等疾病的治疗。

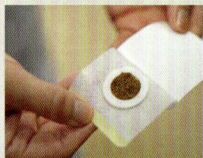

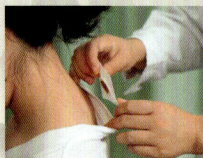

冬病夏治

"冬病夏治"是根据《黄帝内经》"春夏养阳,秋冬养阴"的理论,利用夏季阳气最旺盛之际,以三伏贴治疗某些虚寒性疾病,以天地之阳激发人体阳气,加强卫外功能,提高机体免疫力,天人相应以治伏邪。

适用于慢性支气管炎、支气管哮喘、肺气肿、慢性阻塞性肺疾病、过敏性鼻炎、咳嗽变异性哮喘、风湿与类风湿关节炎、脾胃虚寒等疾病。

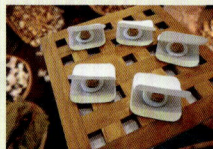

三伏贴

冬病夏治

温熨疗法

温熨疗法亦称热敷法，历史悠久，始见于《素问·调经论》："病在骨，焠针药熨。"《韩非子·喻老》："疾在腠理，汤熨之所及也。"《素问·血气形志》："形苦志乐，病生于筋，治之以熨引。"

温熨疗法通过热敷患部，可使药性直达病所，从而更加充分地发挥中药的作用，以温经散寒、活血止痛、疏经通络、调整脏腑，具有热性和药性的双重效应，对痛经、胃痛及软组织损伤性疼痛疗效显著。由于该法是以烫熨代针灸，所以适用于针法和灸法治疗的许多临床病症。

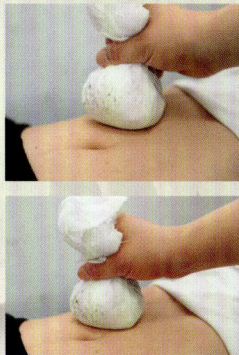

药浴疗法

药浴疗法最早见于《五十二病方》。如用雷矢（雷丸）水煮浴治疗"婴儿病痫"。《黄帝内经》中一篇《汤液醪醴论》专论汤液醪醴治病的道理。《素问·阴阳应象大论》指出："其有邪者，渍形以为汗。"张志聪注曰："渍者，浸也。古者用汤液浸渍取汗，以去其邪。"《神农本草经》记载了许多"可作药浴"的药物。当代以离子导入治疗仪、浴箱、熏蒸治疗机等现代设备替代传统浴盆，极大提高了临床疗效，也为广大患者带来了方便。

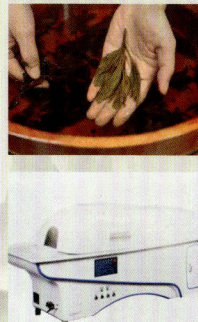

五音疗法

中国音乐疗法历史悠久，可追溯到距今七八千年前的新石器时代。《黄帝内经》将五音与五脏、五志等相联属，指出："肝属木，在音为角，在志为怒；心属火，在音为徵，在志为喜；脾属土，在音为宫，在志为思；肺属金，在音为商，在志为忧；肾属水，在音为羽，在志为恐。"用五音来表征大自然时空变化的规律，并提出五音建运，太少相生。这成为五运六气理论的说理工具。通过五音声调、节奏的变化，以音乐治疗脏腑疾病，协调阴阳气血，愉悦情志，可以改善人体功能状态。

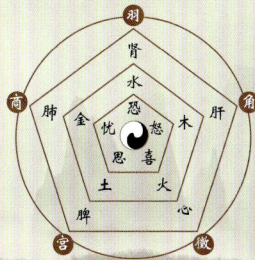

羽 水 肾 恐
角 木 肝 怒
商 金 肺 忧
徵 火 心 喜
宫 土 脾 思

耳穴压豆法

耳穴压豆法又称耳穴贴压法，根据不同的临床表现，选择特定的穴位，使用特殊中药进行耳穴压豆法，以调整相应脏腑经络气血的功能，达到治疗疾病的目的。

耳穴诊疗疾病最早见于《黄帝内经》，中医认为耳为十二经脉气血汇聚之所，故可以通过耳穴压贴治疗疾病。《灵枢·邪气脏腑病形》指出："十二经脉，三百六十五络，其血气皆上于面而走空窍，其精阳之气走于目而为睛，其别气走于耳而为听。"

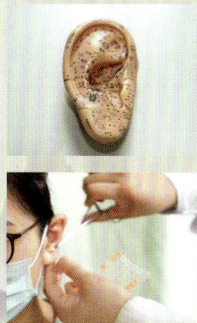

药膳

最早见于《后汉书·烈女传》"母亲调药膳恩情笃密",《宋史·张观传》有"晨起奉药膳"的记载。药膳是根据中医"药食同源"理念,用中药与食物进行合理配伍调制加工而成的食品。因所选用的药物与食物的成分不同,可以使其分别具有治疗、防病、养生、益寿等不同功能。

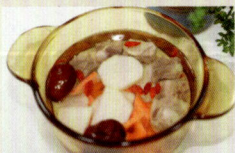

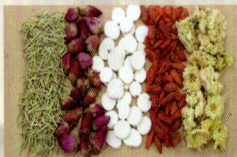

虎符铜砭

刮痧

以通为补　以通为泻

以通为治　以通为健

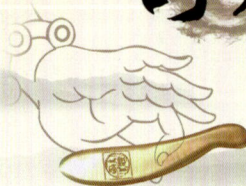

火龙罐

综合灸

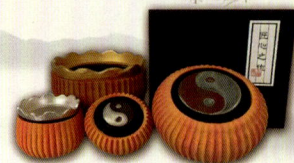

温通经络　调节脏腑

扶正祛邪　补益强身

中药篇

精选《诗经》里的中药及《神农本草经》所载烟台道地药材，展现烟台悠久的中药文化历史；方便服务群众，提供中药煎服方法。

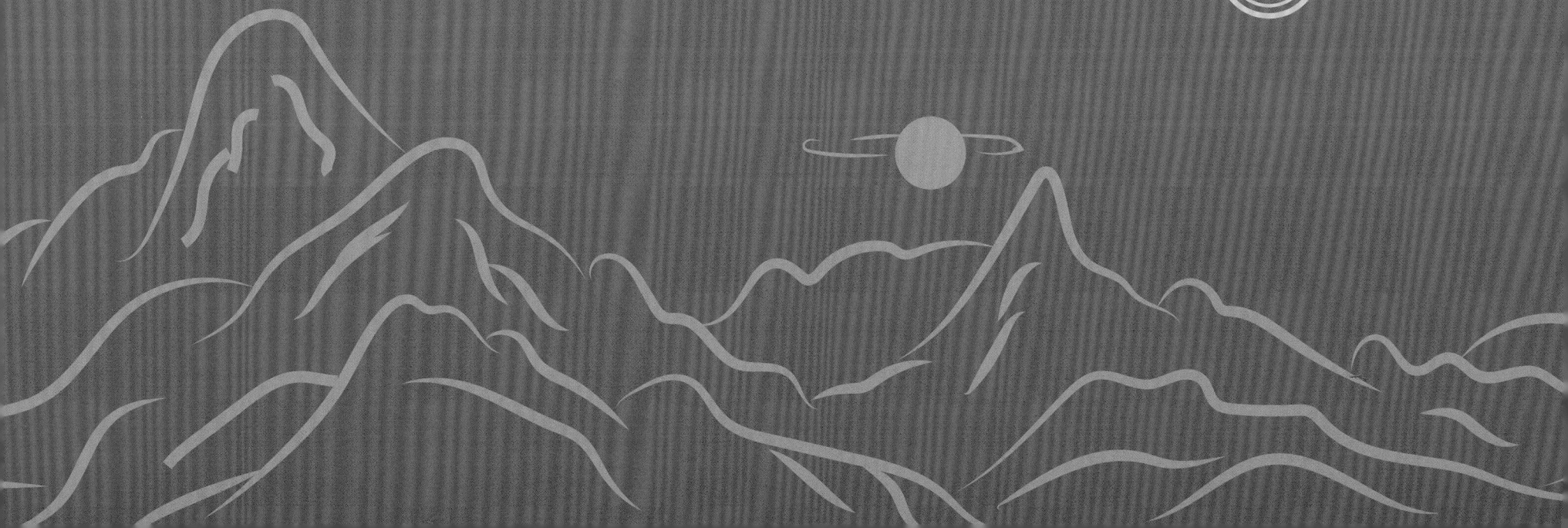

【《诗经》中药】

中医药文化宣传教育基地

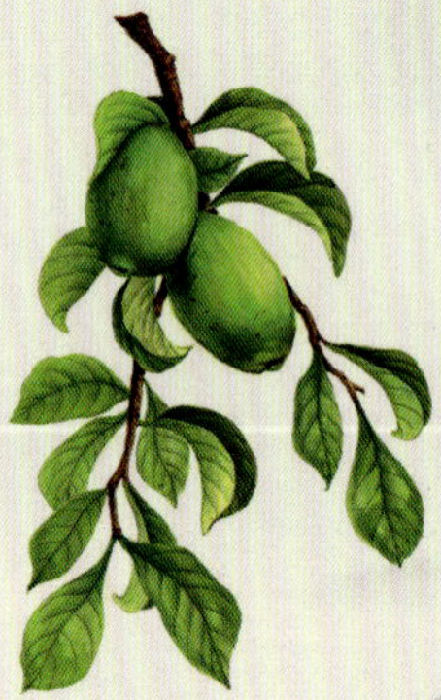

《诗经》
投我以木瓜，报之以琼琚。

木瓜

中草药

【性味】酸，温。
【归经】入肝、脾经。
【功效】舒筋活络，和胃化湿。

中医药文化宣传教育基地

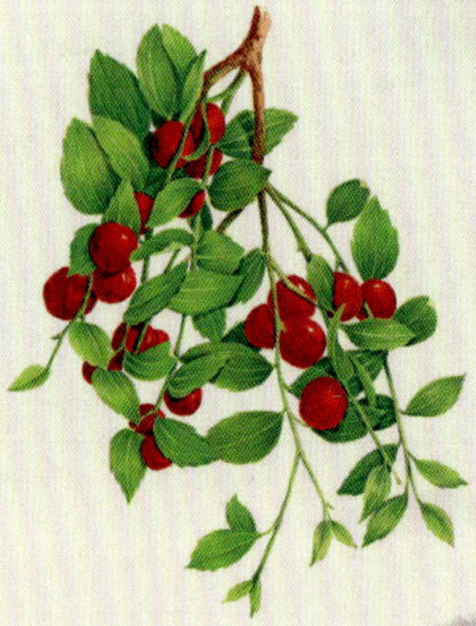

《诗经》
凯风自南，吹彼棘心。

酸枣

中草药

【性味】酸，平。
【归经】归肝、胆、心经。
【功效】久服安五藏，轻身延年。

中医药文化宣传教育基地

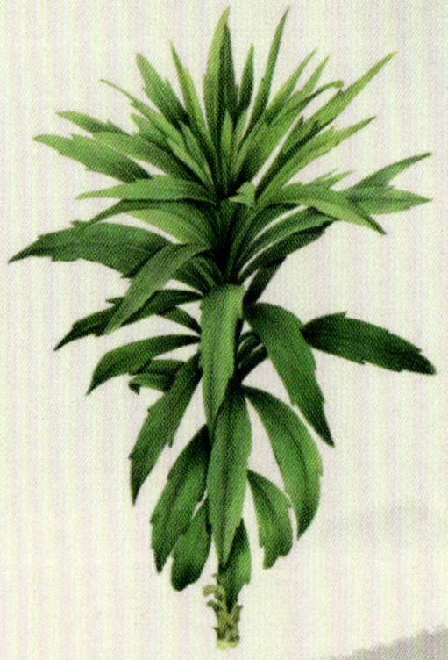

《诗经》
自伯之东，首如飞蓬。

飞蓬

中草药

【性味】微苦、辛，凉。
【归经】入肝、胆、胃、大肠经。
【功效】清热利湿，散瘀消肿。

中医药文化宣传教育基地

萱草

中草药

《诗经》

焉得谖草，言树之背。

【性味】甘，凉。

【归经】入脾、肺经。

【功效】清热利尿，凉血止血。

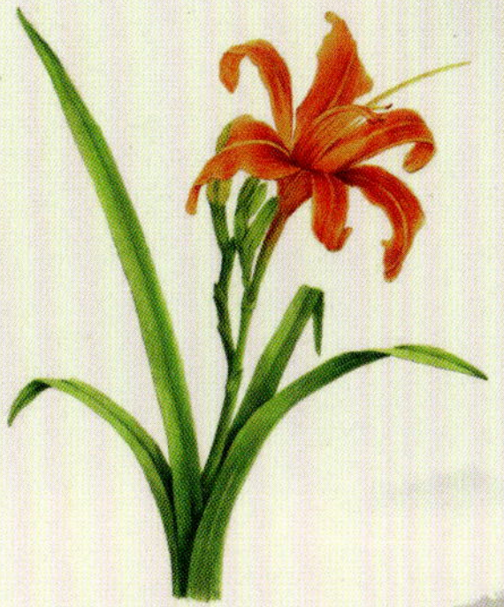

中医药文化宣传教育基地

葛

中草药

《诗经》

彼采葛兮，一日不见，如三月兮。

【性味】甘，平。

【归经】入脾、胃经。

【功效】主消渴，身大热，解诸毒。

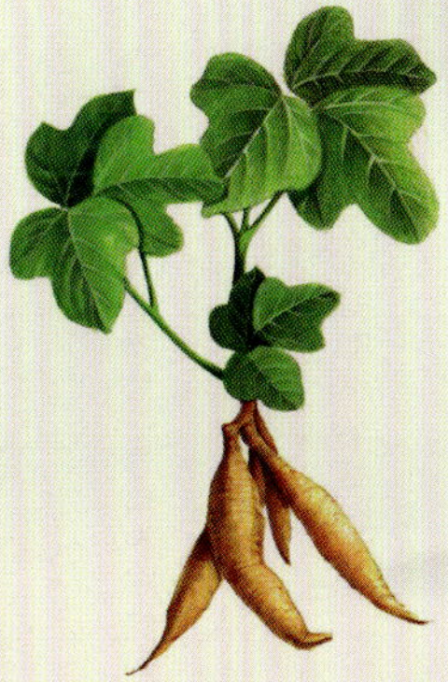

中医药文化宣传教育基地

柏

中草药

《诗经》

泛彼柏舟，亦泛其流。

【性味】甘，平。

【归经】入心、肾、大肠经。

【功效】养心安神，润肠通便，止汗。

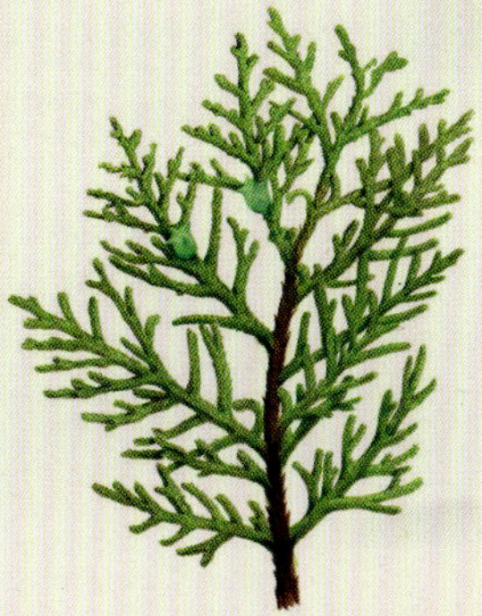

桑

中草药

《诗经》桑之未落，其叶沃若。

【性味】苦、甘，寒。
【归经】入肺、肝经。
【功效】清肺润燥，平肝明目。

茜草

中草药

《诗经》缟衣茹藘，聊可与娱。

【性味】苦，寒。
【归经】入肝、心经。
【功效】凉血止血、活血化瘀。

芍药

中草药

《诗经》维士与女，伊其将谑，赠之以勺药。

【性味】苦，平。
【归经】归肝、脾经。
【功效】主邪气腹痛，破坚积寒热。

野豌豆

中草药

《诗经》

采薇采薇，薇亦柔止。

【性味】甘、辛，温。

【归经】入肺、肾经。

【功效】补肾调经，祛痰止咳。

野菠菜

中草药

《诗经》

波汾沮洳，言采其莫。

【性味】酸、苦，寒。

【归经】入脾、胃、肝经。

【功效】凉血，解毒，杀虫。

乌蔹莓

中草药

《诗经》

葛生蒙楚，蔹蔓于野。

【性味】苦、酸，寒。

【归经】入心、肝、胃经。

【功效】清热利湿，解毒消肿。

芦苇 〔中草药〕

《诗经》

蒹葭苍苍，白露为霜。

【性味】甘，寒。

【归经】入肺、胃经。

【功效】清热泻火，生津止渴。

著草 〔中草药〕

《诗经》

冽彼下泉，浸彼苞蓍。

【性味】苦、酸，平。

【归经】入肺、脾、膀胱经。

【功效】解毒利湿，活血止痛。

枸杞 〔中草药〕

《诗经》

陟彼北山，言采其杞。

【性味】苦，寒。

【归经】入肝、胆、胃、大肠经。

【功效】主五内邪气，轻身不老。

中医药文化宣传教育基地

栲

中草药

《诗经》

我行其野，蔽芾其栲。

【性味】苦、涩，寒。

【归经】入胃、大肠经。

【功效】除热，燥湿，止血，杀虫。

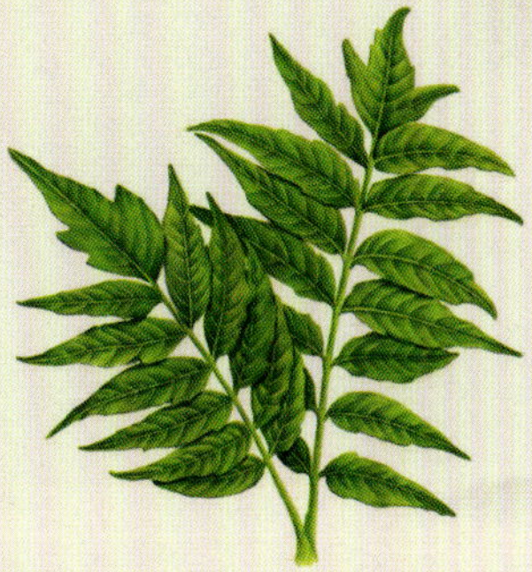

中医药文化宣传教育基地

凌霄

中草药

《诗经》

苕之华，芸其黄矣。

【性味】甘、酸，寒。

【归经】入肝、心包经。

【功效】行血去瘀，凉血祛风。

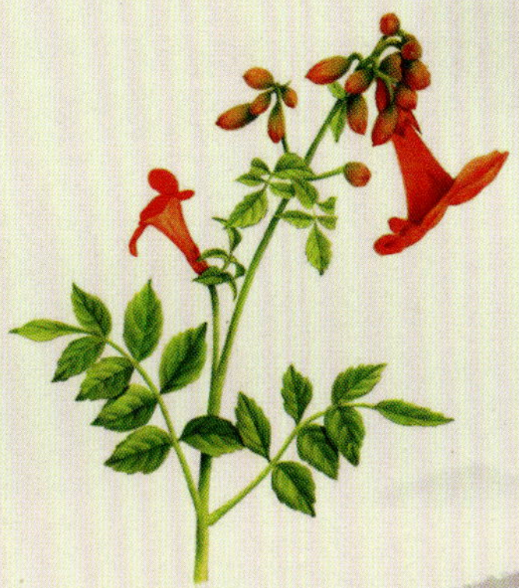

中医药文化宣传教育基地

楮实子

中草药

《诗经》

乐彼之园，爰有树檀，其下维榖。

【性味】甘，寒。

【归经】入肝、肾经。

【功效】补肾清肝，明目，利尿。

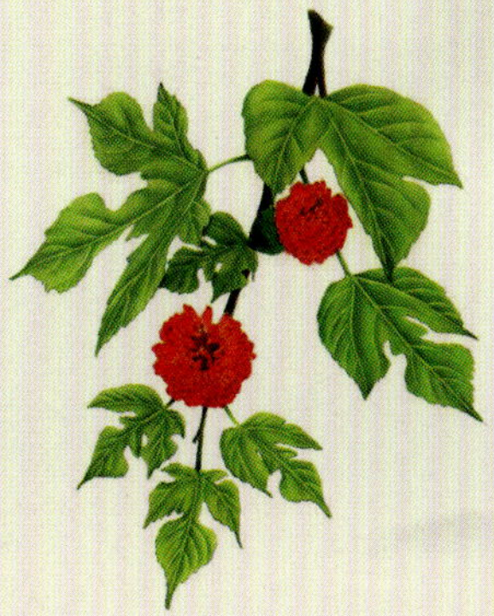

中医药文化宣传教育基地

木槿

中草药

《诗经》

有女同车，颜如舜华。

【性味】甘、苦，凉。

【归经】入脾、肺、肝经。

【功效】清热利湿，凉血解毒。

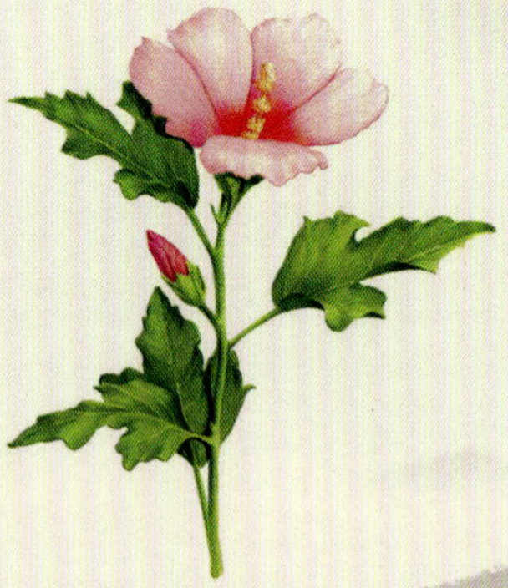

中医药文化宣传教育基地

青蒿

中草药

《诗经》

呦呦鹿鸣，食野之蒿。

【性味】苦、辛，寒。

【归经】入胆、肝经。

【功效】清热解疟，祛风止痒。

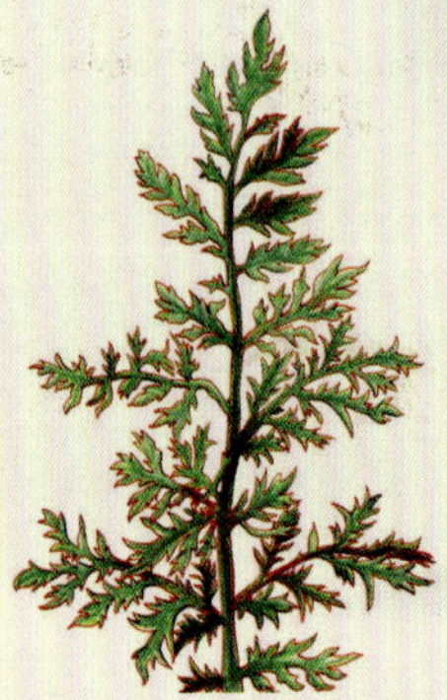

中医药文化宣传教育基地

苍耳

中草药

《诗经》

采采卷耳，不盈顷筐。

【性味】辛、苦，温，有小毒。

【归经】入肺经。

【功效】散风寒、通鼻窍、祛风湿。

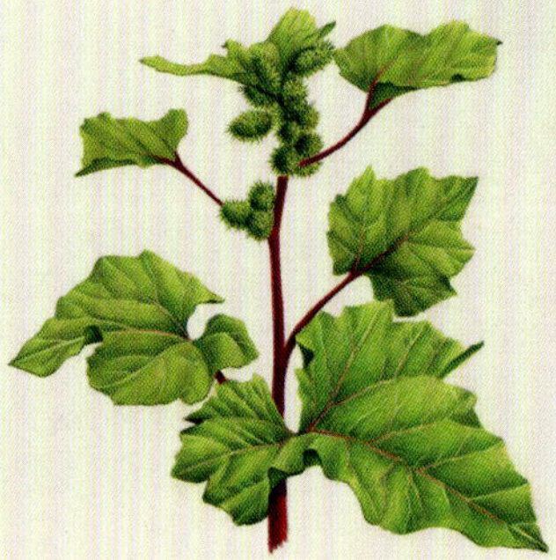

【《神农本草经》载烟台道地药材】

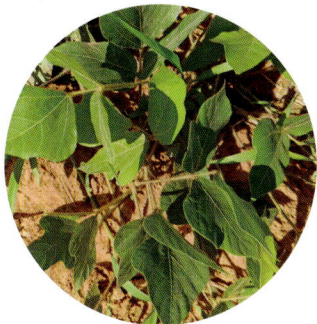

葛 根
味甘平

主消渴，身大热，呕吐，诸痹，起阴气，解诸毒。

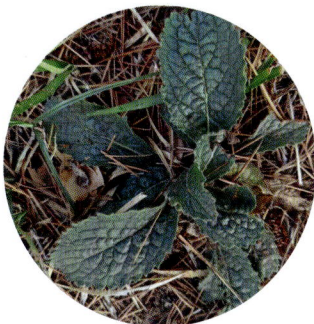

地 黄
味甘寒

主折跌绝筋，伤中，逐血痹，填骨。久服，轻身不老。

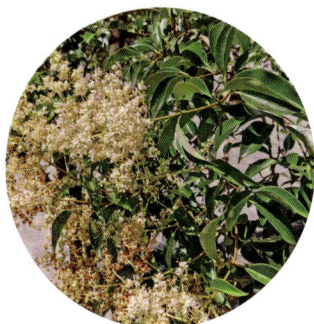

女贞实
味苦平

主补中，安五脏，养精神，除百疾。

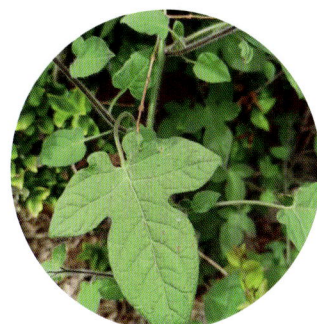

白 英
味甘寒

主寒热，八疸，消渴，补中益气。久服，轻身延年。

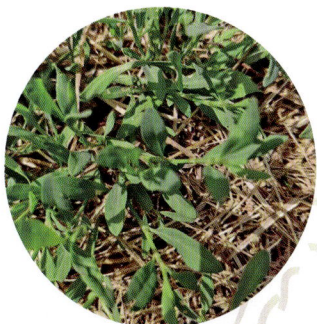

萹 蓄
味辛平

主浸淫，疥瘙疽痔，杀三虫。

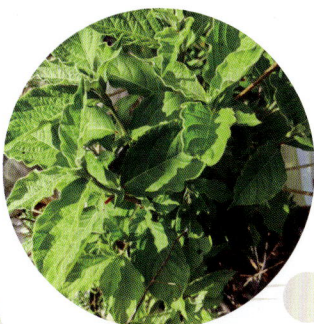

牛 膝
味苦酸

主寒湿痿痹，四肢拘挛，膝痛不可屈伸，逐血气伤，火烂，堕胎。

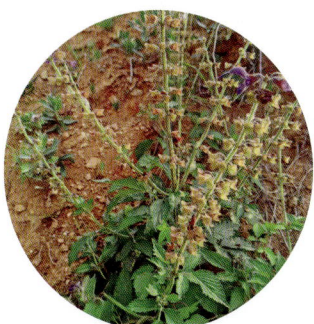

丹 参
味苦微寒

主心腹邪气，肠鸣，寒热积聚，破癥除瘕，止烦满，益气。

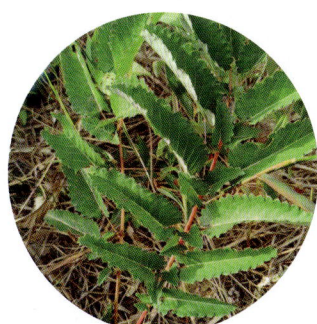

地 榆
味苦微寒

主妇人乳痉痛，七伤带下病，止痛。除恶肉，止汗，疗金创。

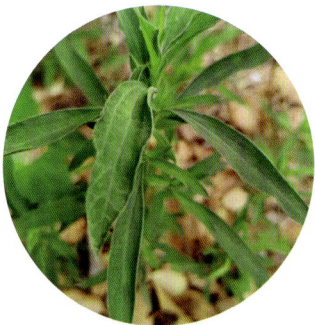

地肤子
味苦寒

主膀胱热，利小便，补中益精气。久服，耳目聪明，轻身耐老。

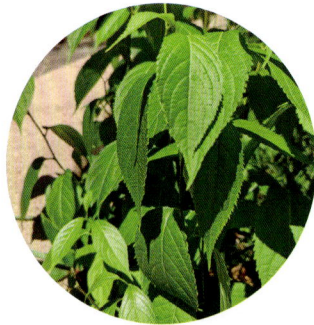

杜 仲
味辛平

主腰脊痛，补中，益精气，坚筋骨，强志，除阴下痒湿，小便余沥。

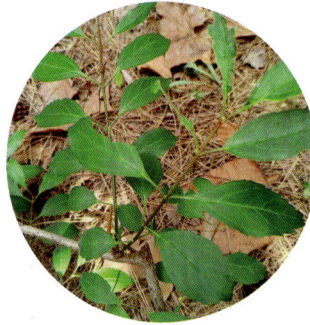

连 翘
味苦平

主寒热，鼠瘘，瘰疬，痈肿，恶创，瘿瘤，结热，蛊毒。

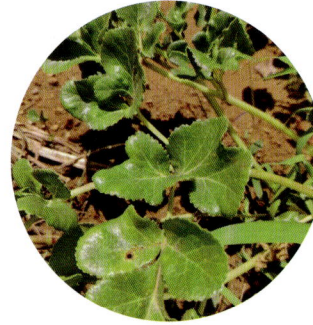

沙 参
味苦微寒

主血积惊气，除寒热，补中，益肺气。

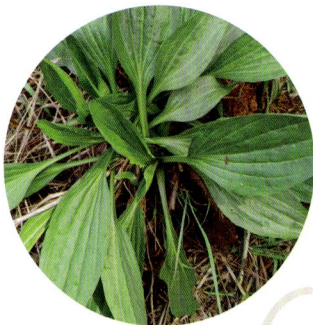

车前子
味甘寒

主气癃，止痛，利水道小便，除湿痹。

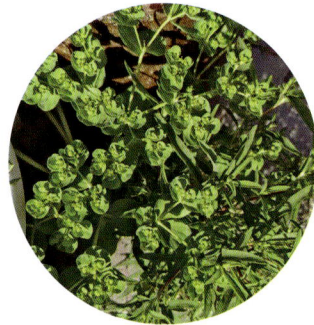

泽 漆
味苦微寒

主皮肤热，大腹，水气，四肢面目浮肿，丈夫阴气不足。

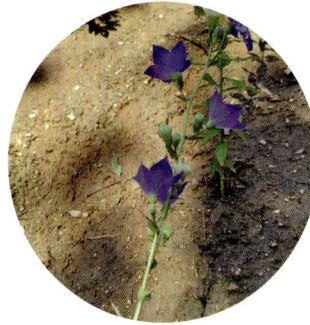

桔 梗
味辛微温

主胸胁痛如刀刺，腹满，肠鸣幽幽，惊恐悸气。

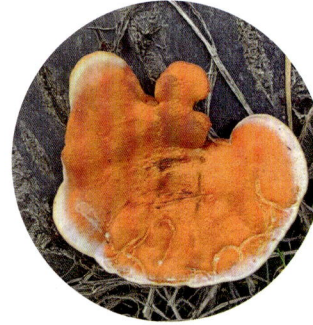

黄 芝
味甘平

主心腹五邪，益脾气，安神，忠信和乐。久食轻身不老，延年神仙。

苦 参
味苦寒

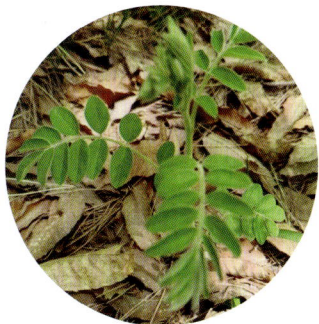

主心腹结气，癥瘕积聚，黄疸，溺有余沥，逐水，除痈肿，补中，明目，止泪。

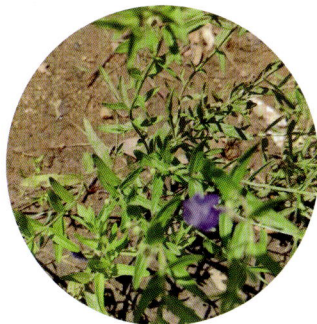

黄 芩
味苦平

主诸热黄疸，肠澼，泄利，逐水，下血闭，恶创恒蚀，火疡。

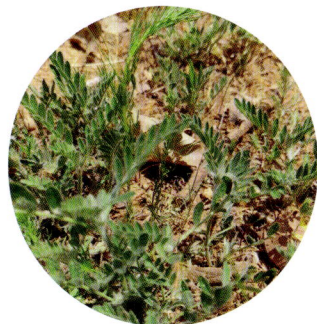

黄 芪
味甘微温

主痈疽久败创，排脓止痛，大风，痫疾，五痔，鼠瘘，补虚，小儿百病。

菖 蒲
味辛温

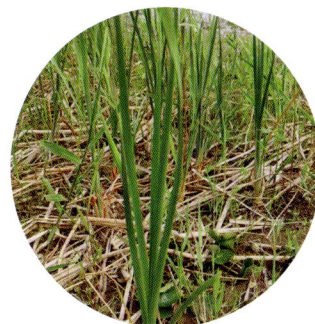

主风寒湿痹，咳逆上气，开心孔，补五脏，通九窍，明耳目，出声音。

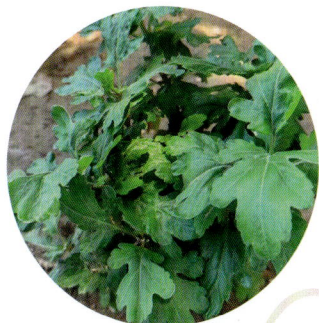

菊 花
味苦平

主风，头眩肿痛，目欲脱，泪出，皮肤死肌，恶风湿痹。

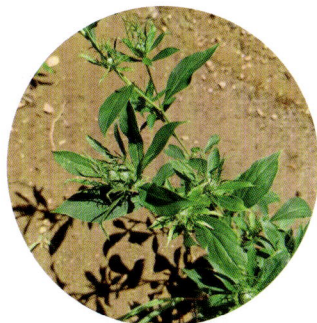

白 术
味苦温

主风寒湿痹死肌，痉疸，止汗，除热，消食。

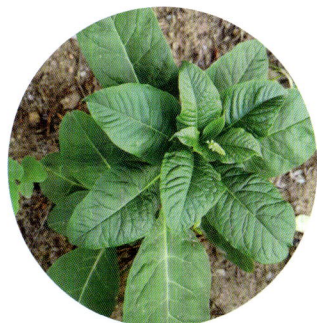

商 陆
味辛平

主水胀疝瘕痹，熨除痈肿，杀鬼精物。

旋覆花
味咸温

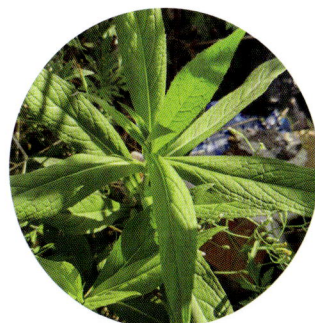

主结气，胁下满，惊悸，除水，去五脏间寒热，补中下气。

蔓　荆
味苦微寒

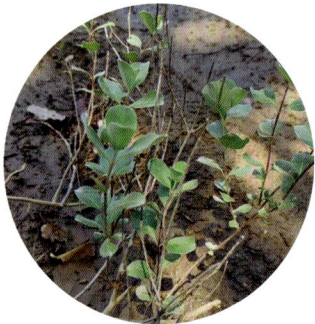

主筋骨间寒热痹，拘挛，明目坚齿，利九窍，去白虫。

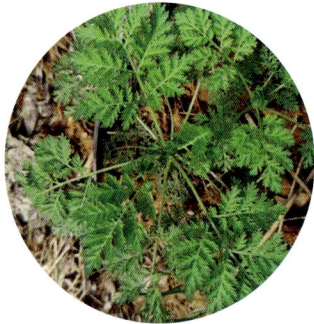

草　蒿
味苦寒

主疥瘙，痂痒，恶创，杀虱。留热在骨节间，明目。一名青蒿。

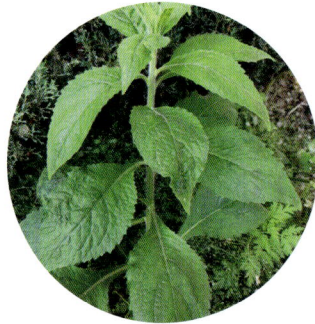

天名精
味甘寒

主瘀血，血瘕欲死，下血，止血，利小便。久服轻身耐老。

牡　蛎
味咸平

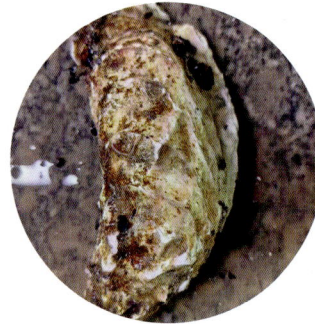

主伤寒寒热，温疟洒洒，惊恚怒气，除拘缓鼠瘘，女子带下赤白。

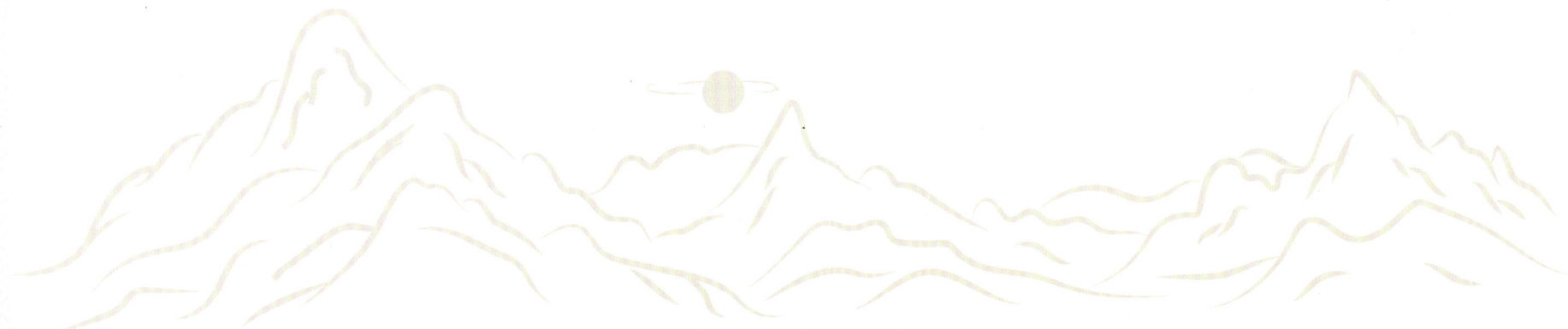

中药煎服方法

中医药文化宣传教育基地

1. 煎药用具选择最好是瓦罐、砂锅，其次是搪瓷、不锈钢器皿，不可以用铁器和铜器。

2. 有些含有水溶性成分的中药饮片煎药前不要洗药，这些药物有效成分会随着清洗一起流失，还有些药是粉末状，在清洗过程中也会有所流失，从而影响药效。

3. 煎药前加水适量，浸泡中药饮片，不少于30分钟，可以使有效成分易于煎出。

4. 不同种类中药煎煮方式不一样，先用武火煮沸后改用文火，煎煮时间从沸腾后计算，解表药一般头煎是10～20分钟，二煎是10～15分钟；滋补调理头煎是30～35分钟，二煎是20～25分钟。

5. 特殊类药物，根据药性不同，宜采用先煎、后下、包煎、烊化、另煎等特殊煎药方法。质地较坚硬，有效成分不易煎出的矿物类、贝壳、角甲类药物，要先煎30～40分钟后，再与其他药物混合后煎煮；黑顺片等含有毒性的药物要先煎1～2小时；气味芳香、含有挥发油及不宜长时间煎煮药物要在药物煎好前10～15分钟下入锅内；种子、花粉类药物要用纱布包好后放入药锅与其他药物共同煎煮；胶质类药物要用热药烊化后服用；人参、西洋参等昂贵中药要采用单独煎煮方法另煎，以免有效成分浪费；三七粉、芒硝等入水即化药物或者原为汁液性药物要使用煎好的其他药液或者开水冲服。

中药忌口

中医药文化宣传教育基地

一般而言，服用中药时应忌食生冷、辛辣、海鲜（不包括海参及新鲜带鳞的鱼类）、有刺激性的食物。但不同的病情有不同的禁忌，热性病应忌食辛辣、油腻、煎炸及热性食物；寒性病忌食生冷；肝阳上亢、头晕目眩、烦躁易怒者应忌食辣椒、胡椒、酒、大蒜等大热助阳之品；脾胃虚弱、易腹胀、易泄泻者应忌食坚硬、不易消化之品；患疮疡、皮肤病者应忌食鱼、虾、蟹等易引发过敏的食物及辛辣刺激性的食物；气血虚弱的患者在吃补益类中药时，要忌食萝卜，因萝卜有消食破气的功效，会削弱药物的补益作用。同时有些中药要忌浓茶，由于茶叶里面含有鞣酸，与中药同服会影响人体对中药有效成分的吸收，降低疗效。

服用中药忌口

热性病	寒性病	久病虚弱
忌辛辣	忌生冷	忌萝卜

肠胃病	皮肤疮疡病
忌坚硬、不易消化	忌海鲜、辛辣

中药储藏保存

中医药文化宣传教育基地

单味中草药（散装）

枸杞、麦冬等易吸潮泛油的中草药，应贮存在密闭容器中，冷藏、避光保存。金银花、菊花等含有挥发油的中草药，应贮存在密闭容器中，放置于阴凉干燥处，避光保存。确已干透的野山参、红参、生晒参、西洋参等参类药材，可用塑料袋密封以隔绝空气，放置于阴凉、干燥处保存。薏米、天麻等易生虫、霉变的中草药，应贮存在密闭、干燥的容器内，放置于干燥通风处，每年3—4月取出暴晒，以防发生虫蛀。

饮片

经过加工的中草药饮片，需要放置在通风、阴凉、避光、干燥处保存。如需长期保存，可以将饮片贮存在密闭容器内，放置于阴凉、避光处，也可以放入冰箱冷藏保存，但不可冷冻。

颗粒剂

密封包装的颗粒剂，在阴凉条件（0～20℃）下保存，一般保质期为1年。最好不要放进冰箱，因为冰箱湿度相对较大，颗粒剂密封性若不好反而会更加容易吸潮结块，发生变质。包装袋打开后应该立即服用，如果放置时间过长，中药颗粒就会受潮结块，不能再继续服用。

代煎药液

用煎药机煎制好的中药汤剂，可以放入冰箱冷藏箱内，保存一周左右，不建议长期保存。自己用砂锅熬的中药汤剂，可以放到室温25℃以下，存放在玻璃杯或者陶瓷容器中，保存12小时，一般不会变质。超过12小时后不建议再喝，以免变质而引起服泻。

养生篇

顺天应四时，养生用药食。调气养精神，健康奔长寿！

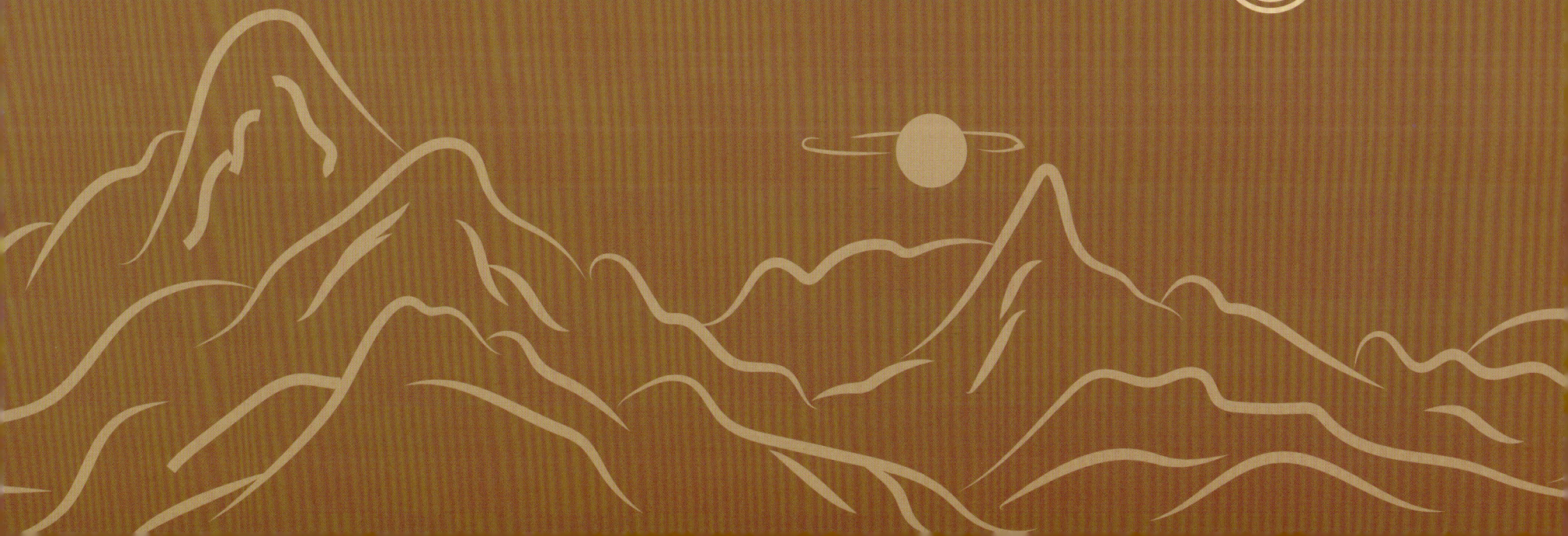

【中医养生】

保精气

《素问·金匮真言论》云："夫精者，身之本也。"

精气包含得之于父母的先天精气和后天水谷所化生的精气。先天精气禀赋于父母，由精所化生，肾为先天之本。养肾精的方法除了节制性欲，还要充分地用食养，适当选择一些药食同源的食物，如枸杞、核桃肉、桑椹子等补益精气之品。

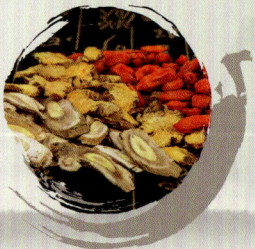

养真气

《庄子·知北游》云："人之生，气之聚也，聚则为生，散则为死。"

中医学认为，气是人体生命的物质基础，是生命活动的动力，是形成生命活动的根本保证。人体真气强，气血阴阳盛，卫外固密，外邪难以入侵，内邪不能产生，就不会发生疾病。所以养生的关键在于保养真气。

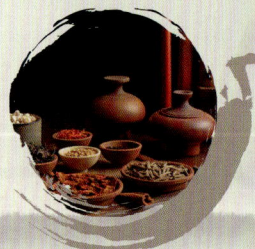

真气与正气

《素问·宝命全形论》云："人生于地，悬命于天，天地合气，命之曰人。"

真气是人体生命之气，《黄帝内经》中真气的内涵在后世演化为正气。《黄帝内经》对真气和正气是有区别的：真气是先天之气和后天水谷之气的结合体，是为人体生命之气；正气则指正风，既不是实风，又不是虚风。

正气最早见于《素问·五常政大论》，在《素问补篇·刺法论》中明确提出了"正气存内，邪不可干"。其后正气取代了真气而流衍至今。

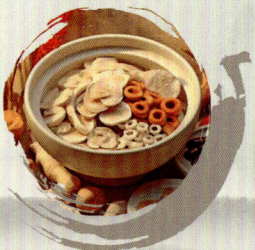

养神气

《素问·上古天真论》云："恬淡虚无，真气从之，精神内守，病安从来。"

中医的神有广义与狭义之分。广义的神指生命活动的外在表现，狭义的神是指人的精神意识思维活动。

根据运气变化，七情有度，五志得养，调适有方，保持情绪稳定，乐观自在，精神饱满，精力充沛，淡泊静笃，达到与自然统一协调，就不会有疾病的发生。

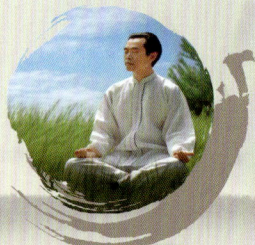

法阴阳

《素问·生气通天论》云："阴平阳秘，精神乃治；阴阳离决，精气乃绝。"

《素问·至真要大论》云："谨察阴阳所在而调之，以平为期。"

养生要顺应天地阴阳。人的生命活动、精神意识的正常，在于阴阳气机的调畅。

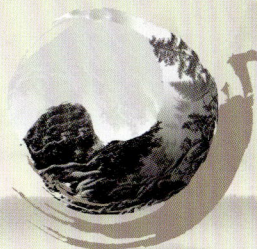

和气血

《素问·至真要大论》云："气血正平，长有天命。"

《素问·八正神明论》云："血气者，人之神，不可不谨养。"

气血通畅是养生的基础。和调五脏六腑气血，经络通畅，方能保养真气，延年益寿。

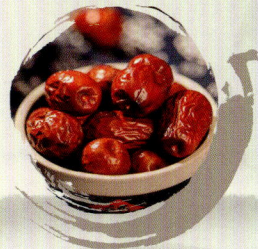

调饮食

《素问·五常政大论》云："谷肉果菜，食养尽之，无使过之，伤其正也。"

《素问·脏气法时论》云："五谷为养，五果为助，五畜为益，五菜为充，气味合而服之，以补精益气。"

药食五味是中医养生的重要法则，五味各有所入，酸入肝，苦入心，甘入脾，辛入肺，咸入肾，过食也会伤真气，成为致病因素。

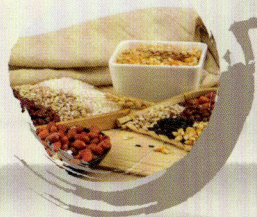

调情志

《素问·阴阳应象大论》云："怒伤肝，喜伤心，思伤脾，忧伤肺，恐伤肾。"

情志在中医学有七情和五志。七情指喜、怒、忧、思、悲、惊、恐；五志指喜、怒、思、悲、恐。唱歌、跳舞、弹琴，通过音乐可愉悦心情；琴、棋、书、画等可陶冶情操；种花、赏花颐养心志；保证充足的睡眠，尤其睡好子午觉。

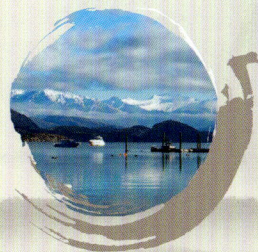

安居处

《千金要方》云："背山临水，气候高爽，土地良沃，泉水清美……若得左右映带岗阜形胜，最为上地，地势好，亦居者安。"

根据五运六气的运动变化，结合四季寒暑更替，让居处环境与天地之气相适应。天寒要保暖，天热要防暑，居住高处要防寒，居处低洼要防潮。

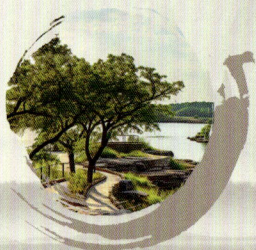

运气养生

《素问·至真要大论》云："必安其主客，适其寒温。"

按照五运六气理论，可根据五运太过、不及对脏腑的影响适时养生。如木运太过重在养脾，木运不及重在养肝；火运太过重在养肺，火运不及重在养心；土运太过重在养肾，土运不及重在调脾；金运太过重在养肝，金运不及重在养肺；水运太过重在养心，水运不及重在养肾。根据运气适寒暑、避风寒，合理安排饮食、起居。

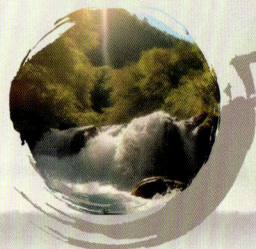

延年益寿

《尚书·洪范》云："寿，百二十岁也。"

《素问·上古天真论》云："尽终其天年，度百岁乃去。"

延年益寿是综合的养生过程，顺天应时，形神统一，个性化地选择合理饮食，适当运动，起居有常，饮食有节，调畅情志，保健按摩，选择适当的药物，达到长寿的目的。

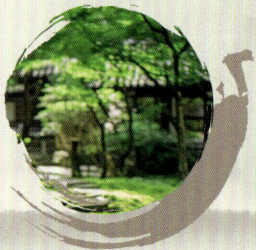

四季养生

《黄帝内经》提出了顺应四时的养生原则：春天到来，万物以荣，要早睡早起，散步旅游，顺应春气之生发；夏天万物生长，要保持情绪稳定，享受阳光，适当运动，顺应阳气的发散；秋天凉燥，要早睡早起，保持平和的心态，收敛神气，勿使外泄，多食水果，清肺气，以应秋气；冬天要养精气，早睡晚起，减少运动，以应冬气闭藏。

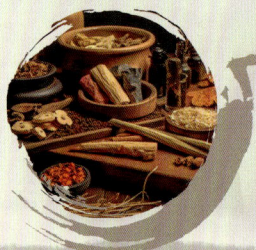

春季养生

立春药膳宜升补

立春之后，阳气生发，顺应天气食用一些具有"升补阳气"作用的药膳，可使身心愉悦、精力充沛。

【首乌肝片】

原料：何首乌6 g，鲜猪肝200 g，木耳30 g，韭菜少许，米酒、盐、醋、葱、姜、花生油适量。

功效：补肝益肾、养精明目生发。

首乌具有保肝、降脂、降压之效；木耳能通利血脉，益寿延年。

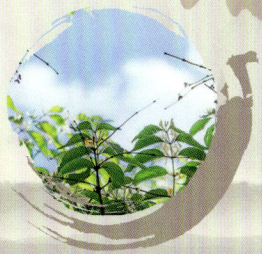

夏季养生

夏天饮食宜清淡

夏日的膳食应以清淡为主，可食用各种营养保健粥。以大米与荷叶（少许）同煮，味道清香，略带苦味，可健脾开胃、清心养神、消暑解热、生津止渴；大米与绿豆或单用绿豆煮粥，可清热消暑、止渴养阴、利尿生津；干扁豆与大米煮粥，能健脾化湿、清暑止泻。此外，莲子粥、麦冬红小豆粥、薄荷粥、百合银耳粥、苦瓜粥等都是夏季的好食品。

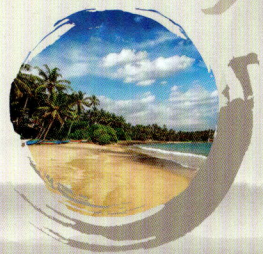

秋季养生

秋天香薷饮

香薷10 g，白扁豆10 g，茯苓5 g，加水，开锅后转小火再煮15分钟，关火冷却后，调蜂蜜饮用。具有清热解暑，健脾利湿，散寒解表，理气和胃的作用。《本草经疏》讲："香薷，辛温散通。故能解寒郁之暑气、霍乱腹痛、下转筋，多由暑月过食生冷，外邪与内伤相并而作，辛温通气，则能和中解表，故主之也。"

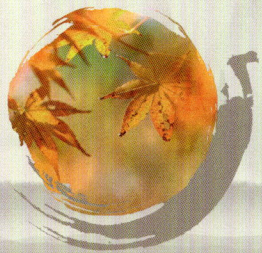

冬季养生

冬季进补佳品

冬季来临，食用萝卜能消食化痰，海参补精益气，桂圆健脾补血，茯苓益气健脾，大枣补气养阴，枸杞滋阴补肾，胡桃、芝麻补肾益精养血，黄芪、粳米、山药、扁豆等熬汤或煮粥能提高机体的抗病能力；海参牛肉汤可以益气补精，黄芪当归羊肉汤温阳健脾养血；可根据每个人的体质调制膏方，以补肾益精，健脾助阳。

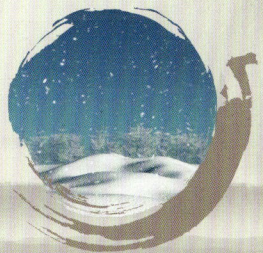

十二时辰与养生

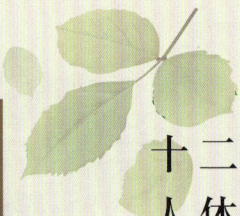

十二时辰
人体养生表

　　十二时辰养生法，又名黄帝内经时辰养生，十二时辰养生对照表图，十二时辰对应五脏六腑图。人体的五脏六腑与十二条经络对于气血的运行起着重要作用，而每条经络又都有其兴衰的时辰。从古到今已被证明：在每条经最旺的时辰，运用针灸或口服相应的药物和食品，疗效可以高出其他时辰若干倍。

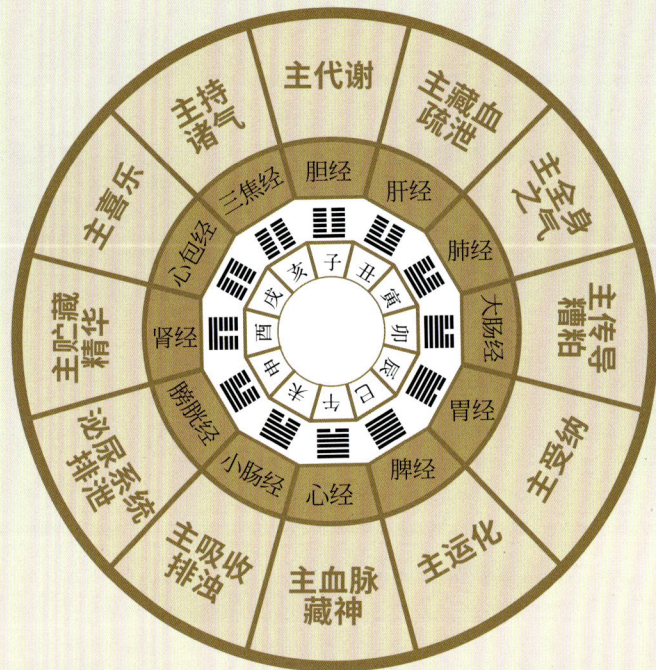

主气　主诸　主代谢　主藏血疏泄

主音乐　三焦经　胆经　肝经　主全身之

心包经　肺经　主全身之气

肾经　大肠经　主传导糟粕

膀胱经　胃经　主受纳

小肠经　心经　脾经　主运化

泌尿系统排泄　主吸收排浊　主血脉藏神　主运化

【子时】23:00~1:00
【常见症状】头晕目眩、口苦
【宜】睡觉

【丑时】1:00~3:00
【常见症状】胸闷、疲倦、黑眼圈
【宜】熟睡

【寅时】3:00~5:00
【常见症状】咳嗽气喘、喉咙疼痛
【宜】熟睡或导引吐纳

【卯时】5:00~7:00
【常见症状】牙齿疼痛、颈部肿大
【宜】起床喝温开水、排便

【辰时】7:00~9:00
【常见症状】腹胀肠鸣、消化不良
【宜】及时吃早餐

【巳时】9:00~11:00
【常见症状】舌根强直、呕吐、腹内发胀
【宜】适量饮水

【午时】11:00~13:00
【常见症状】喉咙干燥、头痛、口渴难忍
【宜】吃午餐、小憩

【未时】13:00~15:00
【常见症状】喉咙痛、肩痛臂痛
【宜】调理小肠经

【申时】15:00~17:00
【常见症状】头痛、眼睛痛、颈项痛
【宜】适量饮水、运动、抓紧时间工作

【酉时】17:00~19:00
【常见症状】四肢冰冷、腰酸背痛、耳鸣
【宜】休息

【戌时】19:00~21:00
【常见症状】胸痛、心律不齐、手部灼热
【宜】吃晚餐、心情愉悦、散步

【亥时】21:00~23:00
【常见症状】听力减退、咽喉肿痛
【宜】心平气和、入睡

五禽戏

五禽戏是一种中国传统健身方法，由五种模仿动物的动作组成。五禽戏又称"五禽操""五禽气功""百步汗戏"等。据说由东汉医学家华佗创制。五禽戏是中国民间广为流传的、也是流传时间最长的健身方法之一，其健身效果被历代养生家称赞。

虎步势，出洞势，发威势，扑按势，搏斗势

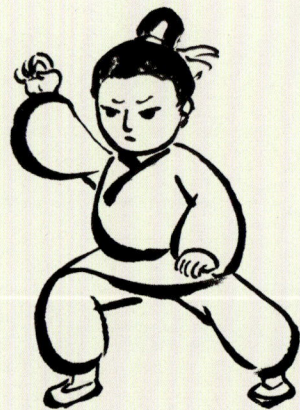

虎戏

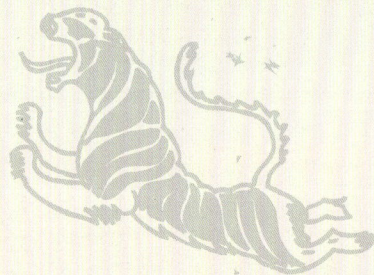

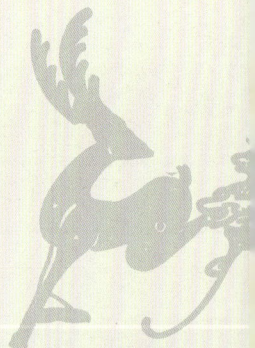

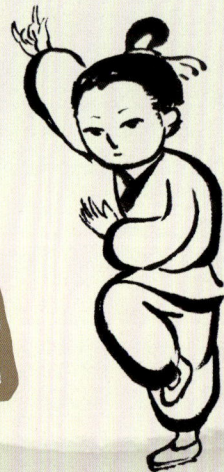

鹿戏

烟台毓璜顶医院中医药文化

熊戏

熊步势，撼运势，
抗靠势，推挤势

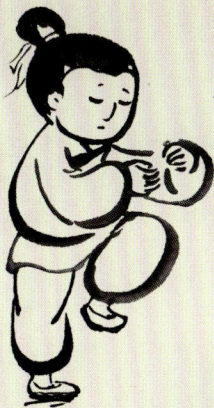

鹿戏

鹿步势，挺身势，
探身势，蹬跳势，回首势

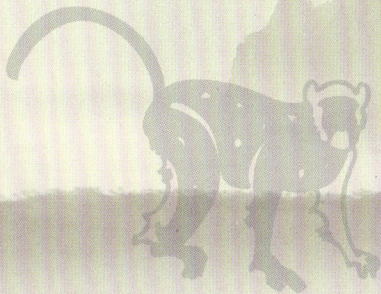

猿戏

猿步势，窥望势，
摘桃势，献桃势，逃藏势

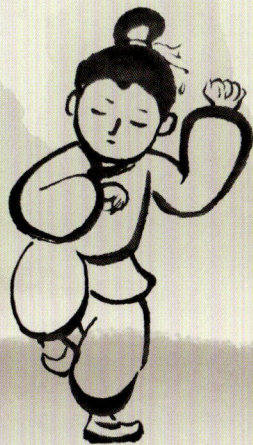

鸟戏

鹤步势，亮翅势，
独立势，落雁势，飞翔势

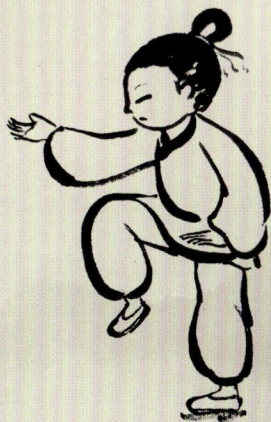

八段锦

在我国古老的导引术中，八段锦是流传最广，对导引术发展影响最大的一种。八段锦有坐八段锦、立八段锦之分，又有北八段锦与南八段锦，文八段锦与武八段锦，少林八段锦与太极八段锦之别，在我国深受知识分子和练习者的喜爱。

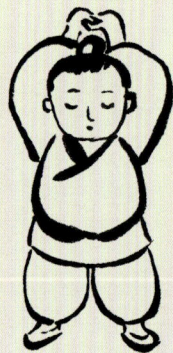

双手托天理三焦

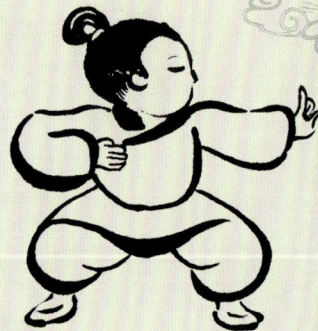

摇头摆尾去心火

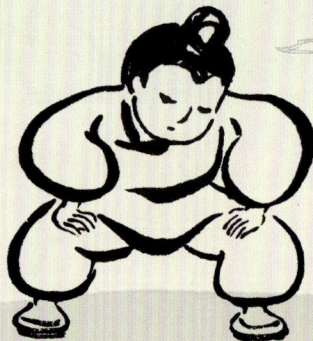

调理脾胃须单举

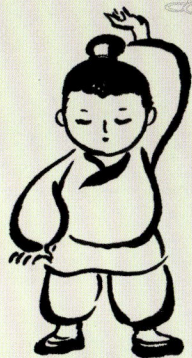

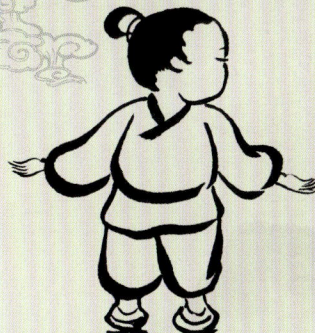

左右弯弓似射雕

五劳七伤向后瞧

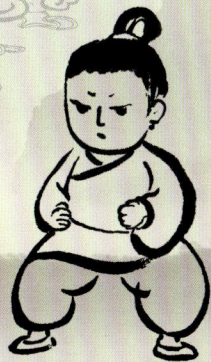

攒拳怒目增气力

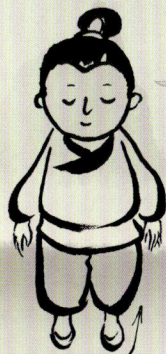

两手攀足固肾腰

背后七颠百病消

防疫须饮茶

中医学对茶叶的药用记载很多。《本草纲目》说："(茶) 叶，气味甘苦，微寒无毒。主治瘘疮，利小便，去痰热，止渴，令人少睡，有力，悦志，下气消食。"

茶饮也有一定预防疫病的作用，清代李炳在《辨疫琐言》中说："推之上等芽茶，阳羡龙井，银针松萝，其气清芬，皆可透膜逐邪。"热性疫病宜饮绿茶、茉莉花茶、玫瑰花茶、金银花茶等性偏寒凉之品，还可以用赤小豆、绿豆煮茶饮；寒性疫病宜饮红茶、普洱茶等健脾散寒之品，还可以用生姜、大枣煮茶饮。

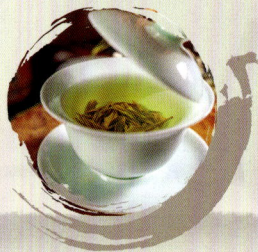

冥想养生

沉思冥想是很好的静养保健方法，深思遐想可以预防乃至治疗多种疾病，达到治疗和康复作用。

所谓冥想，就是停止理性的大脑皮质作用，而使自律神经呈现活跃状态。简单来说，就是停止意识对外的一切活动，而达到"忘我之境"的一种心灵自律行为。这不是要消灭意识，而是在十分清醒的意识状态下，让潜意识活动更加敏锐与活跃。

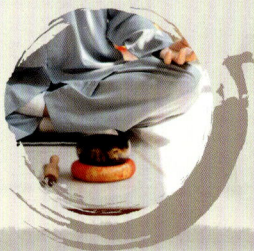

养生小动作

明代医家胡文焕总结的健康长寿经验：背常捶、发常梳、面多擦、目常运、肢常摇。

常捶背阳气旺，可提高免疫机能，增强抗病能力；常梳头脑神通，可以疏通头部经络，预防白发和脱发；常运眼睛能清肝明目；常暖背可畅达全身经脉，抵御风寒；常摩腹可健脾胃、助消化；常提谷道可防治痔疮、肛裂等疾病；常摇肢体可增强体质，筋骨强壮；干沐皮肤能疏通经络，舒筋活血，防病抗衰老；常擦足心可防治眩晕、耳鸣、足部酸痛、麻木浮肿、下肢挛痛等病症。

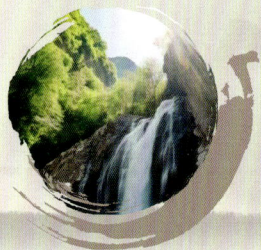